Experiências em
PSICO-ONCOLOGIA PEDIÁTRICA

Experiências em
PSICO-ONCOLOGIA PEDIÁTRICA

2ª Edição

Patrícia Marinho Gramacho
Mestre em Letras, Literatura e Crítica Literária (PUC-GO).
Especialização em Psicologia Hospitalar (IEP-ACCG).
Capacitação em Reprodução Assistida (SBRA).

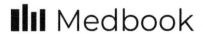

Experiências em Psico-Oncologia Pediátrica

Direitos exclusivos para a língua portuguesa
Copyright © 2021 by
MEDBOOK – Editora Científica Ltda.

Nota da editora:
Apesar de terem envidado esforço máximo para localizar os detentores dos direitos autorais de qualquer material utilizado, a autora e a editora estão dispostos a acertos posteriores caso, inadvertidamente, a identificação de algum deles tenha sido omitida.

Editoração Eletrônica e capa: *Adielson Anselme*

CIP-BRASIL. CATALOGAÇÃO NA PUBLICAÇÃO
SINDICATO NACIONAL DOS EDITORES DE LIVROS, RJ

G771e
2. ed.
    Gramacho, Patrícia Marinho
       Experiências em psico-oncologia pediátrica/Patrícia Marinho Gramacho. –
2. ed. – Rio de Janeiro: MedBook, 2021.
       212 p.; 21 cm.

       Inclui bibliografia
       ISBN 9788583690801

       1. Câncer em crianças - Aspectos psicológicos. 2. Câncer - Pacientes - Psicologia.
I. Título.

20-67118   CDD: 618.92994
                         CDU: 616-006:159.9-053.2

Camila Donis Hartmann - Bibliotecária - CRB-7/6472
15/10/2020   20/10/2020

Reservados todos os direitos. É proibida a duplicação ou reprodução deste volume, no todo ou em parte, sob quaisquer formas ou por quaisquer meios (eletrônico, mecânico, gravação, fotocópia, distribuição na Web ou outros), sem permissão expressa da Editora.

▌▄ Medbook

MEDBOOK – Editora Científica Ltda.
Avenida Treze de Maio 41, salas 803 e 804 – Cep 20031-007
Centro – Rio de Janeiro – RJ
Telefones: (21) 2502-4438 e 2569-2524
www.medbookeditora.com.br – contato@medbookeditora.com.br

Duas pessoas merecem meu agradecimento infinito:

*Meu amor e minha luz – José Luiz
e minha obra mais elaborada – Jade.*

Vocês me confirmam as possibilidades infinitas de amar.

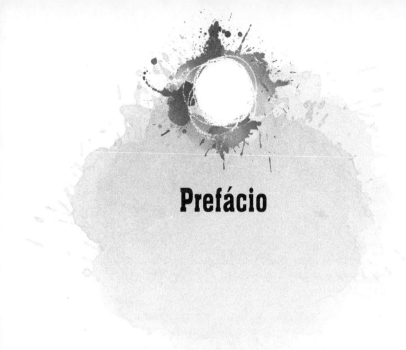

Prefácio

São indescritíveis as emoções suscitadas pelo convite para prefaciar este livro. Inicialmente, uma grande alegria tomou conta do meu ser, pois poder fazer parte desta obra representava a possibilidade de estar, uma vez mais, perto de uma pessoa de grandeza inigualável de alma, sabedoria e humildade.

A vida me deu o privilégio do encontro com Patrícia nos caminhos da Psico-Oncologia. Conheci seus primeiros trabalhos com crianças e adolescentes com câncer e fiquei encantada com sua sensibilidade, continência afetiva e reflexões profundas e plenas de sentido diante do universo infanto-juvenil permeado pelo surgimento do câncer.

Desde aquele momento, a identificação com as propostas de trabalho em Psico-Oncologia Pediátrica, as discussões profícuas, os desafios e o desejo de ampliar os conhecimentos e propostas de intervenção nessa área nos levaram ao trabalho conjunto, durante um longo período, no Comitê Nacional de Psico-Oncologia Pediátrica da Sociedade Brasileira de Psico-Oncologia (SBPO) e, posteriormente, no Comitê Psicossocial da Sociedade Latino-Americana de Oncologia Pediátrica (SLAOP).

Ao rememorar a trajetória compartilhada na Psico-Oncopediatria, quero ressaltar as importantes contribuições trazidas pela autora quanto às novas modalidades de intervenções psicoterapêuticas e psicossociais advindas da experiência clínica, dos estudos e pesquisas que realizou e que tiveram um papel fundamental na estruturação do trabalho do psico-oncologista pediátrico e na sedimentação e difusão dos conhecimentos na área.

O aprofundamento de seus estudos e pesquisas contribuiu de maneira significativa para a formação e aprimoramento de muitos psicólogos, fornecendo subsídios teórico-práticos essenciais para uma escuta e comunicação adequadas com a criança com câncer e para a utilização de recursos terapêuticos capazes de promover qualidade e dignidade de vida.

Este livro reúne as mais ricas experiências vividas por Patrícia em seus 25 anos de dedicação e cuidado com as crianças e adolescentes com câncer e seus familiares. Mais que um livro, consiste em um tratado de Psico-Oncologia Pediátrica, de uma magnificência e beleza poética que, com certeza, irá tocar o coração e a alma de quem tiver a oportunidade de tê-lo em suas mãos.

Existem livros que têm o poder de nos encantar, pois nascem das experiências plenas de significação, pensadas e tecidas ao longo de uma existência e construídas a partir de entrelaçamentos de muitas histórias de vida. *Experiências em Psico-Oncologia Pediátrica* faz parte desses raros livros e oferece aos profissionais que trabalham em Oncologia Pediátrica uma oportunidade única de compreender as vivências das crianças, adolescentes e seus familiares, conhecer os dinamismos psíquicos envolvidos no adoecer, curar ou morrer e os reflexos nos contextos familiar e social.

Tendo em vista a imensidão desta obra, encontro-me diante do enorme desafio de sintetizar (ressaltar) a importância e os aspectos relevantes abordados nos treze capítulos que a compõem. Ao término da leitura de cada capítulo vinha a pergunta: Como dizer ou condensar toda a riqueza de experiências aqui descritas pela autora e pelas crianças e adolescentes em suas diferentes manifestações de linguagem verbal, não verbal, imaginária e simbólica, a respeito do (in)explorado mundo do adoecimento no qual acabaram de entrar?

A leitura de cada capítulo nos convida a percorrer os caminhos trilhados por esses pequenos que se agigantam e se tornam super-heróis para enfrentar os monstros internos e externos, quando têm a oportunidade ímpar de encontrar uma psicanalista como Patrícia, que é extremamente sensível à dor do outro e capaz de ajudá-lo a encontrar os recursos necessários ao processo de assimilação e enfrentamento da difícil realidade.

No Capítulo 1 encontramos os pressupostos teóricos da Psicanálise, Filosofia, Ciências Sociais e outras áreas do conhecimento que sustentam a importância da narrativa nos processos construtivos e de elaboração de situações traumáticas.

A autora faz uma análise minuciosa dos contos de fadas e os correlaciona aos aspectos psíquicos e emocionais mobilizados pelo adoecer. Essa compreensão permite a interpretação, quando possível, e consequentemente surge a verdade que esclarece e pode ajudar os sujeitos a terem consciência de sua condição física, de seus recursos de enfrentamento e de possibilidades de ressignificações de sua história. Para isso é preciso que o psicoterapeuta crie um espaço ou *setting* adequado de continência para a livre expressão e manifestação das fantasias, angústias e medos da criança.

O trabalho com os contos de fadas nos vários espaços hospitalares passou a ser realizado como instrumento facilitador dos processos identificatórios e projetivos das fantasias inconscientes destrutivas que, muitas vezes, se sobrepõem às ameaças de morte vivenciadas com o adoecimento e o tratamento.

Faz-se necessário oferecer um espaço seguro e continente para que a criança possa brincar e projetar suas fantasias, falar dos medos, frustrações, da imagem corporal danificada, desejos e, também, tenha a possibilidade de reconstrução psíquica e de construções de narrativas próprias que irão favorecer a elaboração e os processos de reparação e de fortalecimento do *self*.

Este livro traz, de maneira sistematizada, propostas efetivas de intervenção diante de diferentes procedimentos nos vários contextos do hospital, ampliando a abrangência do cuidado interdisciplinar. Enfatiza a importância do trabalho integrado da equipe para que as ações terapêuticas sejam eficazes no sentido de favorecer a compreensão da criança quanto aos procedimentos invasivos, cirurgias que deixam cicatrizes, outras que podem acarretar sequelas neurocognitivas e neuropsicológicas, como as de tumor do sistema nervoso, e as cirurgias mutiladoras que, na maioria das vezes, ocorrem nos tumores ósseos do tipo osteossarcoma e sarcoma de Ewing.

A autora reserva um capítulo especial para abordar cada uma dessas neoplasias com suas especificidades e modelos de intervenção, sempre considerando a singularidade de cada sujeito.

No Capítulo 2, aborda a importância da preparação psicológica para a cirurgia, reconhecendo que as crianças precisam de um espaço lúdico para que as fantasias, a angústia de separação e castração e o medo de morrer sejam projetados, acolhidos e transmutados. Nas propostas de intervenção delineadas pela autora, a participação do cirurgião em uma consulta de esclarecimento sobre a cirurgia com a criança é fundamental para desmistificar as fantasias e incrementar a apropriação do real que, na maioria das vezes, é mais assustador que os fantasmas do imaginário.

No Capítulo 3, ao falar sobre o luto por amputação, ressalta a importância da preparação e acompanhamento psicológico da criança ou do adolescente nos momentos pré e pós-cirúrgico de amputação de membros inferiores ou superiores. É preciso estar atento aos pais, aos pacientes e à equipe para que possam lidar com o processo do luto e assim ajudar o filho e o paciente. Patrícia apresenta um roteiro de atendimento às necessidades do sujeito para se lidar com o sofrimento psíquico e emocional, as perdas e seus reflexos no esquema e imagem corporal e na relação consigo próprio, bem como propõe a criação de rituais para a elaboração do luto e a reconstrução da imagem corporal. Não se trata de um processo fácil, às vezes demandando um longo tempo de psicoterapia relacionada com as perdas e o luto. Para isso, a autora traz uma excelente revisão dos principais estudiosos sobre o luto.

No Capítulo 4, ela aborda as complexidades do diagnóstico e tratamento de tumores do sistema nervoso e as repercussões psicossociais e possíveis sequelas neuropsicológicas e neurocognitivas. Diante de tantos comprometimentos no corpo, na mente e no viver, a autora ressalta a importância de elaborar o luto pelo corpo e as funções perdidas e ainda ajudar os pais a lidarem com a perda do filho saudável e, principalmente, cuidar das mães para que não reeditem comportamentos primitivos, como a "preocupação materna primária", a partir da qual estabelecem uma atitude fusionada com o filho, impedindo que ele tome qualquer decisão ou tenha autonomia. Patrícia estabelece um guia de orientação para prevenção de atitudes que possam comprometer ainda mais a relação pais-equipe-paciente.

No Capítulo 5 é mostrada a vida dinâmica de uma sala de espera com todos os sentidos e significados que esse espaço apresenta: anseios, medos, esperanças e desesperanças, histórias de vida compartilhadas, solidariedade, compaixão, medo, raiva, desespero e tantas outras manifestações de quem chega pela primeira vez ao hospital ou unidade de Oncologia Pediátrica, a quem os mais antigos, cujos filhos se encontram com doença controlada, acolhem e oferecem apoio e suporte emocional. Patrícia nos oferece uma proposta de acolhimento inicial na sala de espera para a construção e o fortalecimento das relações vinculares.

No Capítulo 6, Patrícia propõe que seja oferecida uma atenção especial às famílias com perdas antecipadas. Aponta que a experiência de antecipação da perda pode desencadear uma série de reações emocionais, como tristeza, raiva, depressão, ressentimento, culpa, desapontamento, ansiedade de separação e exaustão, entre outras, e estabelece estratégias efetivas de enfrentamento para lidar com a ameaça de perda no sentido de preservação e manutenção do equilíbrio familiar.

A Psico-Oncologia tem como princípios norteadores de sua prática a assistência ao paciente, aos familiares e à equipe. Neste livro, Patrícia contempla os três grupos, oferecendo um estudo teórico aprofundado e uma proposta de intervenção que atenda às necessidades específicas de cada um deles.

No Capítulo 7, aborda os desafios da profissional ante o paciente com câncer e seus familiares, trazendo contribuições importantes para que o profissional de saúde possa se instrumentalizar para melhor cuidar de si e oferecer melhor qualidade de cuidado aos que são assistidos por ele.

No Capítulo 8 é relatada uma experiência com grupo de enfermagem em uma unidade de Pediatria Oncológica. A partir da avaliação da equipe por meio da Escala de Percepção Interprofissional (EPI), Patrícia propõe a constituição de um grupo para lidar com as dificuldades levantadas, utilizando o modelo de grupo de suporte interdisciplinar, cujos pressupostos são constância, carinho, cuidado e comunicação.

Uma das questões fundamentais, discutidas com frequência cada vez maior pela Psico-Oncologia Pediátrica, diz respeito aos cuidados paliativos e ao luto. Como ajudar a criança na fase final de vida? Como auxiliar os familiares a lidarem com o luto antecipatório e com o luto após a perda do filho? A criança sabe que vai morrer? Quais as representações que a criança dá à morte? Como falar de morte com a criança? Essas e tantas outras questões permeiam esse acontecimento desconhecido e inominável que é a morte.

No Capítulo 9 temos uma revisão da literatura e a contribuição de diferentes estudiosos que falam sobre a criança diante da morte e seus discursos sobre a morte. Todos concordam que a criança, mesmo que de modo inconsciente, tem conhecimento da finitude. A partir dos relatos de pais enlutados, a autora reestruturou algumas condutas do serviço durante o processo do morrer no sentido de melhor acolher e dar suporte aos pacientes e familiares.

No Capítulo 10 estão descritos os momentos de maior sofrimento e também de grande aprendizagem sobre o viver e o morrer. Permanecer presente na experiência de morte do próprio filho e do paciente com quem compartilhamos as angústias, alegrias e dor do viver e morrer é uma árdua tarefa de nossa existência pessoal e profissional. Ajudar a morrer com dignidade é poder dar espaço de escuta à voz dos adolescentes diante de sua própria morte.

No Capítulo 11, a autora reafirma que os irmãos devem ser incluídos no cuidado desde o momento do diagnóstico da criança e durante todas as etapas do tratamento. Desse modo, se não houver cura para a doença, o cuidado com o luto antecipatório deve ser iniciado no processo do morrer e após o óbito do irmão. O cuidado com o luto é fundamental para que os irmãos possam seguir com suas vidas sem culpa ou ressentimentos, tirando lições e aprendendo com essa difícil experiência.

No Capítulo 12 encontramos uma revisão sobre o luto e um estudo que Patrícia realizou com um grupo de familiares enlutados que teve por objetivo facilitar a troca de experiência com outros familiares que também haviam perdido um ente querido e identificar as características e reações diante da perda e os reflexos no contexto familiar e social. A formação desse grupo proporcionou uma importante compreensão do processo do luto e ajudou na construção de propostas terapêuticas adequadas para o suporte e aconselhamento do luto de familiares que pudessem favorecer o restabelecimento emocional e a reinserção social.

Por fim, no Capítulo 13 são relatadas contribuições importantes da Psicanálise e da psicoterapia dinâmica para a compreensão da estrutura psíquica e dos modos de funcionamento da criança e do adolescente, articulando esse saber para o entendimento do processo de adoecimento e a definição de intervenções psicoterapêuticas que possam facilitar a elaboração dos lutos e a ressignificação do viver.

Não é tarefa fácil trabalhar com crianças e adolescentes no limiar da vida e da morte, mas Patrícia exerce essa função com maestria, coragem, empatia, conhecimento e pesquisa. Ao longo de sua trajetória profissional, ousou ir além das ferramentas conhecidas e descobriu novas possibilidades de intervenção que favorecessem a compreensão e elaboração das experiências traumáticas.

Como em um mergulho no inconsciente, Patrícia oferece aos profissionais, assim como às crianças, possibilidades infinitas de transformação ou transmutação das dores em sentidos, do distanciamento e solidão em compaixão e proximidade, da paralisação em atitudes continentes, de palavras vazias em outras plenas de significação, da conspiração do silêncio em compartilhamento de decisões e desejos e da interrupção das comunicações em interlocuções, inter-relações, interpretações, quando possível, e elaboração.

Para finalizar, quero dizer-lhes que poder se debruçar sobre as histórias aqui registradas, as intervenções psicoterapêuticas e as leituras psicanalíticas trazidas pelo olhar cuidadoso e reflexivo de Patrícia e retirar desses registros a seiva que nutre nosso desejo de aprender cada vez mais sobre o (in)decifrável mundo privativo das crianças e adolescentes com câncer, em seus diferentes momentos de tratamento, foi uma oportunidade ímpar e espero que eu possa ter transmitido a beleza, o encantamento e o aprendizado proporcionados por essa leitura.

Elisa Maria Perina
Coordenadora do Phoenix – Centro de Estudo e
Aconselhamento em Psicologia da Saúde e Tanatologia
Coordenadora do Comitê de Psico-Oncologia Pediátrica da SBPO e
Comitê Psicossocial da SLAOP
Representante do Brasil na RELPO
(Rede Latino-Americana de Psico-Oncologia)

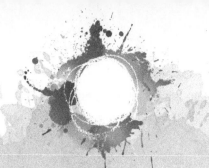

Sumário

Clarificando... Os Cataventos... 1

1 Era uma Vez... (Sentimentos que criam histórias) 11

2 Fantasias Infantis no Preparo Psicológico para Cirurgia (Cada conto um ponto)... 37

3 Luto por Amputação 47

4 O Atendimento à Criança com Tumor Cerebral (Suporte psicológico)... 65

5 O que se Espera na Sala de Espera?..................................... 71

6 O Auxílio às Famílias com Perdas Antecipadas................... 75

7 Os Desafios do Profissional diante do Paciente com Câncer e de seus Familiares: da Teoria à Prática 81

8 Experiência com um Grupo de Enfermagem em um Setor de Pediatria Oncológica (Grupo de suporte interdisciplinar) **87**

9 Discursos da Criança sobre a Morte (Tempo, esperança e morte — A visão da criança doente)... **97**

10 "Pulando de Paraquedas" (Sobre a morte de um adolescente) **109**

11 O Luto dos Irmãos.. **113**

12 Luto em Família (Experiência com um grupo pós-óbito infantil) **119**

13 Relação Terapeuta-Paciente Aplicada à Criança (O atendimento psicológico em Pediatria – uma tentativa de sistematização)...................................... **147**

14 E Quando o Vento Diminui **173**

Posfácio **175**

Referências/Notas **179**

Índice Remissivo **193**

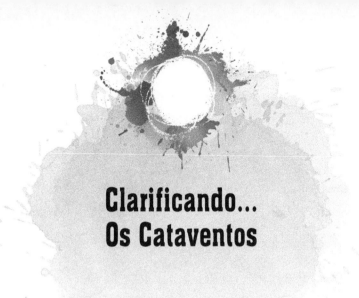

Clarificando...
Os Cataventos

Só não me desespero porque sou eterna!

Esta era a frase que eu sempre ouvia de minha mãe diante de situações atribuladas de sua vida: "Só não me desespero porque sou eterna!" A entonação variava de acordo com a dificuldade do momento e ora expressava cansaço, ora soava como um grito de guerra, quase como um "AVANTE!" A promessa de eternidade era um alívio diante das dificuldades.

Essa mesma mãe, uma apaixonada por literatura, apresentou-me Clarice Lispector, e eu, desde pequena uma devoradora de livros, descobri com essa extraordinária escritora uma outra visão de eternidade. Ao ler seu conto intitulado "O medo da eternidade"[1], tive acesso a uma descrição jamais esquecida de um aflitivo contato com a eternidade. Segundo Clarice, quando muito pequena, em Recife, ela foi apresentada aos chicles, uma pastilha cor-de-rosa que nunca acabava, pela irmã mais velha. Clarice a colocou na boca como que em um ritual e, depois que acabou o docinho da bala, perguntou à irmã o que fazer, e ela lhe disse que poderia continuar mastigando a vida inteira, a não ser que o perdesse, o que para Clarice parecia um absurdo:

"Como perder a eternidade?"

"Você mastiga a vida inteira", disse a irmã.

Aquela sentença, sem saber por quê, assustou Clarice, que começou a mastigar e em breve tinha na boca um puxa-puxa cinzento de borracha com gosto de nada. Mastigava, mastigava, e justamente a vantagem de ser uma bala eterna a enchia de uma espécie de medo, como o que se tem diante da eternidade ou do infinito. Ela não queria confessar que não estava à altura da eternidade, que aquilo só lhe causava aflição, mas mastigava obedientemente, sem parar, até que deu um jeito de o chicle mastigado cair ao chão.

"Olha o que aconteceu!", disse com fingidos espanto e tristeza. "Agora não posso mastigar mais! A bala acabou!"

E a irmã mais velha, com sua bondade, disse prontamente que lhe daria outra pastilha quando tivesse dinheiro. Clarice ficou com um misto de vergonha e alívio: vergonha por ter mentido para a irmã e alívio por ter finalmente tirado o peso da eternidade de cima de si.

Naquele contexto, a eternidade seria um peso.

A eternidade poderia, então, ser um alívio ou um peso. Fui, portanto, apresentada muito cedo à dualidade das coisas e das palavras e somente muito mais tarde, já adulta, em sessões de análise pessoal, pude ver o quanto isso auxiliou minha construção enquanto sujeito e profissional nesse universo da Oncologia em que se é visto como "anjo" por conseguir suportar tanto sofrimento e, ao mesmo tempo, se sentir meio como um passarinho aprisionado ou como um anjo de asa quebrada por, diante de tanto sofrimento, não dar conta de "largar a mão" mesmo quando a jornada é muito difícil, ou quando se é acordado à noite para dar suporte em virtude da morte de uma criança ou adolescente e a enfermeira-chefe solicita apoio por não conseguir passar adiante a notícia sozinha. Antes, ela precisa se despedir da criança com a qual estabeleceu um vínculo e precisa de um membro da equipe que esteja disposto a se despedir, com ela, daquele laço brevemente construído.

Sim, porque esse é o diferencial da criança em atendimento oncológico. Ela avança em sua intimidade. Ela pergunta se você tem mãe, se tinha de fazer punção quando era pequena, se pode levá-la para sua casa. Quando você deixa de atender no hospital, essa criança pede para a mãe levá-la até seu consultório particular e lhe diz com uma expressão carrancuda: "Por que você saiu de lá? Elas (referindo-se às crianças hospitalizadas) não podem sair de lá para vir até aqui! Você não sabe que a gente fica presa?"

É preciso ter uma grande fortaleza interior para se dispor a aprender com esses pequenos sem se perder em um protecionismo exagerado e controlar atitudes paternalistas que também não ajudam, só atrapalham. Compreender que, apesar de tanto sofrimento, as crianças e adolescentes em tratamento também estão em processo de desenvolvimento e precisam aprender a lidar com a falta, a qual é um elemento constitutivo do sujeito e da linguagem.

Esse tema, a falta, me remete a mais um trecho de minha história de vida.

Fui criada por um pai que era médico sanitarista e por uma mãe que trabalhava como monitora de filosofia e que largou tudo para acompanhar o marido no início de sua carreira no Estado do Tocantins, na época interior de Goiás, mais precisamente na cidade de Porto Nacional. Assim, apesar de ter nascido em Goiânia, meus primeiros 5 anos foram passados no interior, onde meu pai exercia a medicina comunitária e minha mãe o acompanhava em breves momentos como auxiliar, uma espécie de assistente de saúde. Sou a caçula de um total de três meninas, conhecidas como "as filhas do Dr. Dóris". Para meu pai nós éramos "as filhas da Wanda". Nesse meio estávamos nós, mulheres, marcadas pela magia do brincar e da invenção.

Nosso universo infantil se caracterizou por quintais imensos, em casa e na escola, e por uma criatividade sem par, transformando pequenos elementos da natureza em seres animados e falantes – animais, insetos e plantas, todos tinham voz.

Mas, o que isso tem a ver com a falta? Acompanhe o relato a seguir.

Minha primeira grande boneca eu dei para a "doida da cidade". No interior sempre existem pessoas caracterizadas como insanas por viverem no além, no aberto do céu, por fugirem ao padrão, por falarem e desejarem abertamente, sem pudores ou sanções. Normalmente, são figuras consideradas terríveis pelas crianças em razão do forte componente de realidade nas vestimentas sujas, na falta de dentes, no cabelo emaranhado.

Meu encontro com essa loucura foi silencioso. Estava no portão de casa, brincando com minha grande boneca de cabelos claros, quando "a doida" chegou e sorriu para a boneca. Ficamos em um impasse: eu fascinada por ela e ela por aquela boneca tão alinhada, tão irreal. Fiquei tão apavorada pelo medo de ser capturada, embora ela não fizesse nenhum movimento que levasse a isso, que simplesmente ofereci minha boneca e ela a aceitou extasiada. Não houve palavras, apenas susto.

Esse foi meu primeiro contato com a loucura, ou com o que ela representava, e acho que negociei de forma lúcida, apesar de experimentar o fascínio típico que esse universo exerce sobre qualquer ser humano.

Troquei de objeto e preenchi a falta por construções daquele momento. Eu precisava de algum modo tranquilizar a menina que havia perdido o brinquedo trazido da capital pelo pai. Corri para os meus pais para contar minha batalha. Por incrível que pareça não fui repreendida, mas ouvida em toda a minha frustração. Fora uma batalha que eu havia travado sozinha, e que eles ressignificaram sustentando a falta, ou seja, não a preencheram com outra boneca similar. Acalmava-me pensar que havia feito aquela "doida" feliz e jamais me esqueci do fascínio que o "diferente" exerceu sobre mim.

Mais um pedacinho de mim estava formado em um momento que poderia ser classificado como lembrança afetiva. Ali eu aprendi como sustentar a falta.

O segundo brinquedo guardado em minha lembrança foi o cata-vento. Não me esqueço de quando vi um pela primeira vez. Foi quando nos mudamos para a capital, e ele era tão colorido. Tanto movimento em algo tão simples. Essa imagem é associada a uma sensação de alegria e por isso me acompanha até hoje. Catar ventos é representar o abstrato, o relacional, o impossível. Como se pode catar algo tão impalpável quanto o vento?

Sabe-se que hoje é disputadíssimo o campo de trabalho com a energia eólica: capturar o vento e transformá-lo em energia. Para mim, a energia são as palavras. Nomear o impossível produz o movimento necessário para a transformação de pequenas coisas no mundo. Por isso, falo e escrevo de forma narrativa, na perspectiva de uma conversa íntima.

• • •

Iniciei contando minha construção como pessoa porque em meus quase 30 anos de trabalho dentro de uma enfermaria de Oncologia

Pediátrica em muitos momentos me perguntei: "E agora? O que eu estou fazendo aqui?" Muita dor, muita secreção fétida, muita construção de enfrentamento de situações absurdas para as quais nosso próprio sistema de saúde não oferece âncora. Muita doação da equipe no sentido de dar significado a sofrimentos inimagináveis em uma fase da vida em que normalmente se considera que o sofrimento não entra – a infância. Para suportar tudo isso eu precisava entender minhas necessidades. Para que eu estava ali?

Descobri que de algum modo eu integrava, naquele ambiente, a relação com meu pai e minha mãe, quando tentava juntar a dor da alma à dor física, e muitas foram as histórias que atestaram essa integração, histórias marcantes que me acompanharam até minha saída da unidade. Meu último dia de trabalho nesse setor foi marcado pela morte de uma criança com tumor cerebral. Coincidentemente, os casos de tumor cerebral eram considerados por mim os de atendimento mais difícil em razão do enclausuramento da criança em seu próprio corpo e em virtude da pequena possibilidade de entender a construção que ela vai fazendo de tudo aquilo, tendo em vista a perda gradual do processo de comunicação verbal.

É do atendimento a crianças com tumor cerebral que trago o relato lindo de uma mãe que dizia que seu filho, portador de um tumor cerebral em franco desenvolvimento, a preparou gradativamente para o afastamento e o desapego, para a própria morte, pois, ao brincar com ela, deixava-a em um canto da casa e seguia para outro, de onde gritava alto: "Mamãe, eu te amo!"

Para a mãe, com essa brincadeira seu filho lhe ensinava estar com ela na ausência, a tal da presença na ausência, tão sentida nos momentos de luto. Essa mesma criança pediu à mãe que desenhasse um coração enorme e nele colocasse o nome de todas as "tias" e "tios" do hospital. Nesse dia eu tive a certeza de que fazíamos um trabalho interdisciplinar.

Freud iniciou seus estudos com a pesquisa sobre a neurologia e suas redes de conexão. Confesso que trabalhar com crianças com tumor cerebral me impulsionou para muitas pesquisas como um meio de construir significado, de lidar com a impotência.

Um de nossos principais instrumentos enquanto psicólogos é a intervenção pela fala. Mas, e aqueles que não podiam falar?

Eu já havia concluído a formação em terapia corporal reichiana no intuito de entender melhor as mensagens corporais que surgiam na ausência da expressão verbal. Ao mesmo tempo, construí dentro de mim a suposição de que o morrer seria muito parecido com o nascer e segui para São Paulo para fazer um curso sobre o psiquismo neonatal. Lá, ouvi psicanalistas que conversavam com as mães, reconstruindo a história do bebê antes mesmo de seu nascimento. Essas reconstruções eram necessárias para que o bebê nascesse inteiro, com um espaço mais particular, sem tanta confusão com a história da mãe.

Voltei com isso em mente e passei a fazer uso de conversações como essas com as mães de crianças com tumor cerebral. Lentamente elas faziam o caminho inverso, voltando aos cuidados com os filhos enquanto bebês. Percebi que conversar sobre de que modo o filho foi desejado, a história de sua origem, ajudava a mãe a investir ainda mais naquela criança ali imobilizada, facilmente passível de ser tratada como objeto. Eu instigava cada vez mais o processo de tecelagem de sua história pela mãe, e a criança voltava a ser encarada como sujeito tanto pela mãe como por toda a equipe. Ao mesmo tempo, eu observava com cuidado as expressões da criança durante o atendimento e também ia evidenciando alguma emoção mais intensa da mãe. Construções!

De repente, tudo aquilo, antes estilhaçado pelo diagnóstico oncológico, começava a fazer sentido. As crianças nos mostram o caminho quando estamos suficientemente abertos para ouvir. Por isso, o cuidado pessoal é tão importante.

Uma vez fui chamada para fazer o atendimento domiciliar de uma criança já em cuidados paliativos e extremamente consumida pela doença. A mãe me contatou no final de semana e disse que gostaria de conversar comigo.

Ao prestar atendimentos domiciliares, sempre carrego algum brinquedo já significativo para a criança durante o atendimento no hospital ou no consultório, o que funciona como uma porta de entrada para a conversa ou como uma proteção para mim, uma vez que, ao entrar na casa de um paciente, a intimidade relacional se torna muito mais intensa e o uso de um material lúdico no início ajuda a delimitar os espaços, como a demarcação de um *setting*.

No dia em que fui procurada eu estava numa chácara e não havia muitos recursos lúdicos à mão. Vasculhei a bolsa e encontrei duas pedrinhas, uma azul e a outra rosa. Meu marido é artista plástico e arqueólogo e sempre me dá pedras de presente. Construí meu atendimento a partir daquelas pedras.

Quando entrei em seu quarto, a criança havia preparado uma mesinha de chá com seus brinquedos. Sentamos e bebemos em xícaras minúsculas cheias de uma aguinha que eu não sabia de onde vinha. No intuito de mobilizar o mundo imaginário daquela menina de 8 anos, disse-lhe que no caminho havia encontrado duas bruxas (eu sempre gostei mais de bruxas do que de fadas). Uma delas se chamava Angelina (nome de minha sogra), que era responsável pelas coisas do céu e do universo de coisas desconhecidas que ali existiam. A outra era Wanda (nome de minha mãe), que cuidava de lindas varandas, jardins e matas, um universo mais próximo e conhecido e que caracterizava as coisas da terra. Eu lhe disse que ambas haviam me dado algo para trabalhar com ela, mas que ela precisava definir sobre o que gostaria de falar: sobre as coisas do céu ou sobre as coisas da terra, e mostrei cada pedrinha em uma das mãos. Ela prontamente escolheu falar das coisas do céu, apossando-se da pedrinha azul. Passou a me contar seus sonhos com um cavalo branco que andava nas nuvens e que queria levá-la para lugares bonitos. Entramos no assunto necessário e o atendimento começou a fluir. Valeu minha experiência de conversar com tantos bichinhos inanimados na infância.

$$\bullet \quad \bullet \quad \bullet$$

Câncer não é só sofrimento. A gente também aprende com a resiliência de cada pessoa que passa por nós: desde aquelas que se utilizam da ironia típica da adolescência para falar da alopecia, como uma adolescente já fora de tratamento que desenhou uma face careca em uma de suas consultas de retorno e disse: "Deus fez poucas cabeças perfeitas, o resto ele cobriu com cabelo", até aquele adolescente amputado que soube, com seu desenho, mostrar o retorno de sua vitalidade, representando uma linda e vigorosa fazenda com todos os habitantes em plena atividade, mas acompanhado pelo eterno receio das tão temíveis recidivas, representadas pelo leão que tudo observava à distância. A doença como um grande predador. Cada novo exame é uma batalha.

Mas a vida é uma "caixinha de surpresas" e, em 2006, perdi meus pais no intervalo de 2 meses: minha mãe por câncer de útero, após o tratamento de um câncer de mama, e meu pai em razão de um câncer de pulmão, resquício do tabagismo já abandonado havia mais de 20 anos.

Voltei para a análise pessoal para poder dar conta daquele momento em que sonhava com um barco afundando e eu, dentro desse barco, tentava de todas as maneiras me salvar.

De novo a boa convivência com as crianças e o processo de hospitalização me auxiliou e muito. Minha mãe sempre me fazia perguntas a respeito de como as crianças enfrentavam o tratamento, parecendo querer assimilar modelos que a ajudassem a suportar, enquanto meu pai se deixou "maternar" por mim no momento do coma. Com ele também pude pôr em prática todas as conversas sobre despedida e auxiliá-lo, bem como a mim, no desenlace e no desapego. No entanto, ambos morreram sem contar com a minha presença. Por algum tempo questionei por que eu, que ajudava tantas pessoas, não estava lá naquele momento.

Demorei a aceitar que talvez tivesse ficado tempo suficiente e me identifiquei com tantos outros profissionais da saúde que conseguiram ir apenas até uma parte do percurso junto aos seus.

Lembro-me da primeira vez em que um paciente atendido por mim morreu, e eu acreditava que poderia sustentar aquele momento. Tudo aconteceu na emergência em Pediatria com a chegada de um adolescente muito comprido e magro, deitado na maca e acompanhado pelo pai, que o deixou na enfermaria e foi buscar suas coisas fora do hospital. Encontrei aquele corpo magrinho cercado por algumas das mães da pediatria, que correram para me dizer: "Ele está morrendo!" Pedi a uma delas que acionasse a enfermagem, enquanto perguntava às outras como elas tinham certeza do que aconteceria. Elas disseram que era como uma descarga de energia final que já haviam visto outras vezes. Nesse momento o adolescente abriu os olhos e gritou: "Mãe!" Prontamente segurei sua mão e disse: "Aqui estou meu filho, aqui estou!" Ele me olhou, segurou bem apertado minha mão, e morreu.

Para mim restou a certeza de que eu deveria trabalhar ali enquanto conseguisse me manter presente e "transferencialmente" possibilitasse um encontro. Enquanto ainda trouxesse movimento e frescor, como um catavento.

Deixo com você a história desenvolvida no consultório por uma criança com leucemia linfoide aguda (LLA) e que sempre trago comigo como um lembrete para as horas de cansaço.

> **AS PLANTINHAS**
>
> Numa bela fazenda, que não chovia, nasceram belas plantinhas. O dono da fazenda ficou admirado porque nunca vira tão bonitas plantas. Ele cuidava todos os dias, até que um dia ele resolveu mudar-se dali e aí as plantinhas morreram porque os donos nunca cuidavam... Um dia o dono ficou sabendo que essas plantinhas nasciam em época de amor...
>
> *(FVBCR – 26.11.94 – 10 anos – LLA)*

Para mim, são nessas épocas de amor que a eternidade faz sua morada.

• • •

Nesta segunda edição constam relatos de intervenções em Psico-Oncologia Pediátrica, recortes de atendimentos individuais ou em grupo com pacientes e familiares, registros de trabalhos feitos em parceria com estagiárias do curso de graduação em Psicologia ou de especialização em Psicologia da Saúde e Hospitalar e reflexões, ventos e ventanias, tranquilidades e angústias representadas nas pequenas falas de crianças, adolescentes, profissionais da equipe ou familiares em sofrimento. É importante abrir as gavetas e fazer circular esse conhecimento, possibilitando a descoberta de outras fontes de energia. São relatos de épocas de amor.

Lembro-me de uma menina de 7 anos em tratamento oncológico que, poucos dias antes de morrer, me perguntou pálida em sua cama:

"Tia Patrícia, você tem fé?"

"Por quê?" (Perguntei no auge de meu distanciamento crítico.)

"Porque é preciso ter muita fé."

Assim, foi com muita fé em falas como essa que continuei trabalhando, transformando meu distanciamento crítico em proximidade afetiva, caminhando ao lado desses pequenos pacientes, tentando ver como eles viam e sabendo deixá-los com suas pendências ao voltar para casa, para minha filha e meu marido.

Nesta segunda edição adicionei capítulos e refiz alguns parágrafos, porque tudo se move, o que obviamente também aconteceu aqui. Trago depoimentos pessoais, fantasias e reflexões que me foram confiadas por essa "gente miúda", preservando sua identidade, mas procurando manter a cor original, seu sentido mágico. Foi ficando inadmissível aprisionar tanto aprendizado em arquivos já enferrujados ou mesmo em um computador – é imperativo falar!

Como disse uma cliente após ler a primeira edição:

Posso imaginar quão grande foi a dor de desacelerar o seu catavento, pois ele não era só seu, ele girava por um enorme número de pessoas, mas ainda assim, acredito, desacelerou no tempo certo! Por isso, se de vez em quando surgir uma grande saudade, penso que para amenizá-la basta apenas você se recordar da quantidade de ventos tempestivos que passou pelo seu catavento e você os transformou em suave brisa!

Talvez aquela "doida" de minha infância tenha instigado o que há de melhor em mim, o espírito curioso, a pesquisa humanitária, a preocupação em como me tornar útil ao universo das diferenças, àqueles que vieram mental ou fisicamente doentes. É uma parcela dessas diferenças que ofereço a você.

1

Era uma Vez...
(Sentimentos que criam histórias)

*Ah, tu, livro despretensioso, que na sombra
de uma prateleira uma criança livremente
descobriu, pelo qual se encantou, e, sem figuras, sem
extravagâncias, esqueceu as horas, os companheiros,
a merenda... Tu, sim, és um livro infantil, e o teu
prestígio será, na verdade, imortal[1].*

Ao iniciar meu trabalho como psicóloga hospitalar em uma ala de Pediatria Oncológica[2] passei pela intensa observação de um grupo de crianças cuja idade variava de 2 a 14 anos. Mesmo tendo sido professora de pré-escola durante 2 anos, ocupava-me em selecionar brincadeiras que pudessem fazer a criança relaxar e despertar seu interesse dentro da ordinariamente tensa situação hospitalar. Foi fácil perceber que as atividades de recorte e colagem eram as mais concorridas e as que promoviam maior descarga de tensão, sendo muitas vezes preferida a atividade de recorte. Era um momento de catarse, principalmente com relação à agressividade ante as possibilidades impostas pela estrutura hospitalar.

Coincidência ou não, cerca de 1 semana depois de minha chegada ao hospital o setor de Pediatria recebeu vários livros de contos infantis, e foi observando a reação da criança internada ao ser apresentada a essas histórias que me empolguei e passei a utilizar os contos de fadas com mais frequência nas atividades em grupo. A história tem a incrível capacidade de acalmar a criança por retirá-la de uma situação momentaneamente desagradável (como o uso de soro, situações de dor, depressão, solidão) e transportá-la para um mundo de fantasia, onde situações aparentemente impossíveis são enfrentadas de forma fantástica e satisfatória, atendendo às necessidades inconscientes da criança.

Iniciou-se, então, um período muito criativo e enriquecedor. Passei a introduzir qualquer atividade anteriormente programada (pintura, massinha etc.) com um conto de fadas. Os mais frequentes eram *Chapeuzinho Vermelho, Branca de Neve, A Polegarzinha, João e o Pé de Feijão, Cinderela, O Patinho Feio, Rapunzel* e *A Bela Adormecida*. Sabe-se que os contos de fadas são a expressão mais primitiva e simples dos processos psíquicos do inconsciente coletivo e, como em geral se situam em espaço e tempo indefinidos – era uma vez..., em um reino qualquer... – possibilitam a identificação com arquétipos que vão aparecendo com o desenrolar da história e possibilitando o estabelecimento de diversas relações com nossa história coletiva, com o inconsciente da raça.

Como citado, entre os contos mais requisitados estavam *Chapeuzinho Vermelho, A Polegarzinha, João e o Pé de Feijão, Cinderela* e *A Bela Adormecida*.

Hoje, após mais de 25 anos de trabalho com crianças e me apropriando da teoria psicanalítica e da filosofia bachelardiana, apresento aqui a aproximação prazerosa da criança em processo de hospitalização com a literatura infantil, destacando a capacidade humana de transformação a partir do maravilhamento proveniente de uma visão dinâmica do imaginário. Viver o presente das imagens felizes tem a ver com o ato de se maravilhar proporcionado pela leitura, a qual possibilita ao leitor estabelecer uma integração entre o processo imaginário e a razão[3].

Oferecer o conto nos mais diversos locais, seja em hospital ou clínica, traduz justamente essa possibilidade de trabalhar com um *setting* estendido, que vai muito além do consultório e caminha pelas enfermarias, fica ao lado do leito e ocupa a UTI ou até mesmo o Centro Cirúrgico. Dinamismo próprio do psicólogo hospitalar e visão tão necessária a qualquer profissional no âmbito clínico é perceber que nós somos o instrumento, que a história tem de funcionar como um "reconto", dando tempo para os "respiros e suspiros" necessários à travessia do sujeito.

Narrativas integradoras de uma realidade muitas vezes fragmentada, a depender do nível de continência das figuras cuidadoras e da habilidade de integrar o ainda incompreensível.

Sabe-se que a Psicanálise Aplicada[4] se caracteriza principalmente pelo uso de um *setting* estendido em que nem sempre o psicanalista é o único a corporificar a transferência do paciente. Ela se faz com a instituição, com outros funcionários e nos mais diversos espaços hospitalares. O trabalho é extenso e contínuo, levando muitas vezes o analista a se arranjar com meios limites na tentativa de ressignificar aquilo que surge, além da própria especificidade inerente ao atendimento prestado à criança.

Hannah Arendt[5] já dizia, citando Isak Dinesen: "Todas as dores podem ser suportadas se você as puser numa história ou contar uma história sobre elas." A história revela o sentido daquilo que do contrário permaneceria como uma sequência intolerável de puros acontecimentos, o que confirma a importância da narrativa como instrumento de estruturação do sujeito. Somos narrados por um Outro[6] desde que nascemos, e essa contextualização do real possibilita que criemos significações que nos levem adiante. No caso específico da criança hospitalizada, quando se consegue que ela se ancore em narrativas, sejam as ouvidas, sejam as criadas pela própria, torna-se possível restabelecer os vínculos iniciais tão ameaçados diante da situação de hospitalização.

Rememorando Barthes, compreende-se que falar de narrativa implica lidar com uma realidade discursiva ainda de contornos indeterminados, pois "inúmeras são as narrativas do mundo, envolvidas em uma variedade prodigiosa de gêneros, distribuídos entre substâncias diferentes, como se toda matéria fosse suficientemente boa ao homem para lhe confiar sua narrativa". Pode-se narrar tudo? Para Barthes, sim.

> [...] a narrativa pode ser sustentada pela linguagem articulada, oral ou escrita, pela imagem fixa ou imóvel, pelo gesto e pela mistura ordenada de todas estas substâncias; está presente no mito, na legenda, na fábula, no conto, na novela, na epopeia, na história, na tragédia, no drama, na comédia, na pantomima, no quadro pintado, no vitral, no cinema, nos "comics", no noticiário policial, na conversação[7].

Pretende-se aqui valorizar a narrativa histórica dessas crianças, o que para elas caracteriza a própria história e um componente importante nela presente – a ficção. Parte-se do pressuposto de que todos somos historiadores potenciais e que essa possibilidade de dar sentido aos processos que nos fazem pertencer a uma determinada dotação cultural e não a outra é o que nos mantém saudáveis na relação com o meio. O filósofo Halbwacks[8], já em 1925, mostrava em seus escritos que "a história não é todo o passado e também não é tudo o que resta do passado", pois ao lado de uma história escrita há sempre uma história viva que se perpetua ou se renova através do tempo.

Compreende-se que as crianças e adolescentes internados estão construindo sua história e, assim como eu como psicóloga decido contar minhas experiências em Psico-Oncologia Pediátrica no sentido de melhor integrá-las e torná-las perenes pela escrita, eles podem se perpetuar a partir de suas construções narrativas organizadas como produções escritas.

White[9], historiador, aparenta concordar com esse raciocínio quando estabelece uma analogia entre a função dos historiadores e a experiência de um processo terapêutico, compreendendo esse processo como um exercício de refamiliarização dos acontecimentos que deixaram de ser familiares, que se alienaram da história de vida do paciente em virtude de sua sobredeterminação como forças causais. Os acontecimentos perderiam seu caráter traumático ao serem removidos da estrutura de enredo em que ocupam um lugar predominante para se inserir em outra estrutura na qual tenham uma função subordinada ou simplesmente banal, porém funcionando como elementos de uma vida partilhada com os demais seres humanos.

Assim, White define os historiadores como aqueles que sempre se ocuparam com acontecimentos nas histórias de suas culturas que são "traumáticos" por natureza e cujo sentido problemático ou que aparece como excesso na significação ainda encerra para a vida atual complicações, interferindo no cenário social contemporâneo. Desse modo, ao examinarem de que modo essas estruturas se formaram ou evoluíram, os historiadores as refamiliarizam, pois fornecem mais informações sobre elas e também mostram como seu desenvolvimento acabou se conformando a um ou outro tipo de história a que nós mesmos convencionalmente recorremos para darmos sentido às nossas vidas. Estabelece-se aqui a importância de como os acontecimentos são lembrados.

Halbwacks evoca o depoimento da testemunha, buscando uma relação entre "memória histórica" e "memória coletiva" e chegando à constatação de que jamais estamos sós, pois nossas lembranças permanecem coletivas e nos são lembradas por outros, ainda que se trate de eventos nos quais apenas nós estivemos envolvidos e objetos que somente nós vimos, uma vez que não é preciso que outros estejam presentes, materialmente distintos de nós, porque sempre levamos conosco e em nós certa quantidade de pessoas que não se confundem. Assim, "esquecer um período da vida é perder o contato com os que então nos rodeavam".

> [...] Não basta reconstituir pedaço a pedaço a imagem de um acontecimento passado para obter uma lembrança. É preciso que esta reconstrução funcione a partir de dados ou de noções comuns que estejam em nosso espírito e também no dos outros, [...][10].

Explica-se aqui a multiplicidade de quadros do passado comum de um mesmo grupo. A partir do momento em que um grupo se separa, nenhum dos componentes pode reproduzir todo o teor do pensamento antigo, não há coincidências e nenhum deles é verdadeiramente exato.

O autor continua discorrendo sobre aquelas lembranças mais primitivas que não parecem estar relacionadas a um grupo social, que surgem na base de qualquer lembrança, como um chamamento a um estado de consciência puramente individual que ele denomina "intuição sensível", um resíduo aparentemente não reconstruído socialmente.

Recorrendo à psicanálise, pode-se explicar algo sobre esse sujeito em constituição e essa aparente "intuição sensível" que funciona como uma memória única. Blondel, citado por Halbwacks, fala da inquietude que sentimos diante da possibilidade de eliminação dessa "intuição sensível", pois, segundo ele, é preciso que pelo menos em alguma parte do passado exista algo além de uma reconstituição feita com matérias tomadas de empréstimo.

Para a psicanálise isso não é possível, pois um bebê já é falado desde o nascimento, existe justamente ali onde não está, sua nomeação já é um enigma que lhe caberá decifrar no decorrer da vida. "Antes de falar por si próprio, o bebê é falado: dizem-lhe o que sente, o que vai fazer, o que deve pensar do mundo."[11] Reforça-se aqui a existência de uma memória inconsciente e, portanto, desconhecida, porém sempre emprestada de um outro que a constrói. Precisamos de um outro para construir nossa existência e existimos a partir do que este outro fala de nós.

Explicar-se-ia aqui a chamada "intuição sensível", a presença de um inconsciente – um Outro primordial que estrutura – a memória de um saber que constitui o sujeito ou, como diria Halbwacks (2006): "[...] todas as pessoas que ouvimos talvez só nos impressionem na medida em que nos fazem sentir a ausência dos primeiros [...]" (p. 50). Esse Outro primordial é o olhar que intermedeia a relação mãe-filho e que deixa marcas permanentes, residuais, que caracterizarão essa "intuição sensível" – uma lembrança de algo que já estaria lá.

Assim, a lembrança é, portanto, uma reconstrução do passado com a ajuda de dados tomados de empréstimo ao presente e preparados por outras reconstruções feitas em épocas anteriores e de onde a imagem de outrora já saiu bastante alterada pelas narrativas, testemunhos e confidências dos outros. "A imagem do desaparecido jamais se imobiliza."[12]

Para Halbwacks a memória de uma sociedade se estende até onde atinge a memória dos grupos de que ela se compõe, ou seja, à medida que cada um de seus membros, especialmente os mais velhos, desapareça ou se isole, o grupo se transformará, pois os grupos que guardavam suas lembranças desapareceram. Lins[13] nos remete a uma imagem metafórica muito bonita para descrever essas relações adormecidas. Ele diz:

> [...] muitas relações permanecem além de nosso alcance, como uma música que, meio adormecidos à margem de um rio, ouvimos, noite alta, cantada por alguém numa canoa que desce a correnteza. Nossa mente assegura-nos que a melodia continua, sem que os sentidos confirmem tal certeza.

Mas, onde pretendo chegar com tudo isso? Qual a relação entre história, memória, construção de narrativas e crianças hospitalizadas?

Pretendo confirmar o quanto é importante a apropriação de experiências passadas que, na verdade, se encontram inconscientemente muito próximas de cada um. O poder vital da memória repousa na manutenção viva do passado efetivamente experimentado por aqueles que lembram[14].

Torres[15] nos fala da hospitalização como uma situação que pode vir a ser acompanhada por uma experiência de desintegração proveniente de um duplo ataque à identidade de uma criança: o primeiro decorrente das alterações em seu esquema corporal provocadas pela doença e o segundo originado do fato de ser tratada não como uma criança doente, mas como uma doença, deixando gradativamente de ser sujeito para ser objeto e, portanto, passiva em relação às situações que vive.

Acrescente-se a própria "despessoalização" imposta pela hospitalização. São crianças que deixam suas casas, suas escolas, seus amigos, parte de sua família e, com certeza, muitas de suas referências que indubitavelmente influenciarão a nitidez de suas lembranças. Por outro lado, especificamente no que se refere à Pediatria Oncológica, sabe-se o quanto o câncer e seu tratamento transformam a autoimagem, promovendo alterações físicas importantes que muitas vezes causam estranhamento naqueles que lhes são próximos. Muitas vezes a criança não se reconhece nem é reconhecida como a mesma pessoa de antes da doença. Para muitas, tudo isso é vivido como um trauma, acrescido de uma ameaça de morte sempre presente.

Laplanche e Pontalis[16] caracterizam o trauma, do ponto de vista psicanalítico, como um acontecimento da vida do sujeito que se define por sua intensidade, pela incapacidade em que se encontra o sujeito de reagir a ele de maneira adequada e pelo transtorno e os efeitos patogênicos duradouros que provoca na organização psíquica. O traumatismo se caracteriza por um afluxo de excitações que é excessivo em relação à tolerância do sujeito e à sua capacidade de dominar e elaborar psiquicamente essas excitações.

Rüsen, ao falar de acontecimentos traumáticos na história social, define o trauma de maneira muito parecida. Ele diz:

> Ao destruir os conceitos efetivos de sentido como sistemas de orientação, o trauma é um obstáculo para a vida prática. Aqueles que tiveram uma experiência traumática precisam lutar para superá-la. Eles tentam dar-lhe nova forma de um modo

que faça sentido novamente, i.e., que se insira em padrões eficazes de interpretação e compreensão: omitem ou suprimem o que ameaça a efetividade e validade desses padrões. Pode-se falar em um estranhamento ou falsificação da experiência, de modo a que se concilie com ela[17].

Em situações de hospitalização, a criança, além de viver um trauma de forma individual, vivencia-o sem seu grupo social de suporte, o que interfere em sua memória coletiva e na adaptação a essas novas referências. Nesse período é rompida a continuidade da vida consciente e individual e são impostas a essa criança outras representações por diferentes pessoas que cruzam seu caminho, causando-lhe um estranhamento – uma vivência não familiar.

Retornando a Halbwacks, confirma-se que, quando a memória de uma sequência de acontecimentos não tem mais por suporte um grupo social qualquer, pode acontecer que o próprio evento em que a pessoa esteve envolvida e que gerou consequências, pela sua participação no fato assistido ou descrito como real, também se disperse por não revitalizar os atores sociais do grupo que não estariam mais presentes. O único meio de preservar essas lembranças é fixando-as por escrito em uma narrativa, pois os escritos permanecem, enquanto as palavras e o pensamento morrem. Por conseguinte, o escrito possibilita uma nova inspeção, um retorno à palavra, pois é na escuta das múltiplas vozes de que essa escrita nos fala que podemos encontrar nossa própria voz, tornando presentes os atores sociais do passado.

Rüsen propõe o que ele chama de "historicização" como estratégia cultural de superação das consequências perturbadoras das experiências traumáticas. E ele continua:

> No exato momento em que as pessoas começam a contar a "história" do que lhes aconteceu, dão o primeiro passo rumo à assimilação de eventos perturbadores dentro do horizonte de sua visão de mundo e da compreensão de si mesmas. Ao cabo desse caminho, a narrativa histórica dá à perturbação traumática um lugar na cadeia temporal de eventos. Aí ela faz sentido e perde, assim, seu poder de destruir o sentido e o significado.

Ao dar ao evento um significado e sentido "históricos", seu caráter traumático desaparece: "história" é uma inter-relação temporal de eventos, dotada de sentido e de significado, que combina a situação da vida atual com a experiência do passado de um modo tal que uma perspectiva futura das atividades humanas pode ser delineada do fluxo de mudança do passado para o presente.

A atividade humana precisa de uma orientação na qual é necessária a ideia dessa continuidade temporal. O mesmo vale para a identidade humana[18].

Sugere-se aqui que a possibilidade de ler, ouvir e também poder recontar histórias proporciona à criança hospitalizada uma melhor integração da vivência de hospitalização, impedindo o estabelecimento de um trauma ou auxiliando sua superação, funcionando como uma estratégia que possibilite à criança reintegrar seus espaços, ou seja, poder se lembrar de onde veio, como era sua vida, enfim, construir narrativas que possam auxiliá-la na integração e manutenção ou mesmo na reconstrução de sua identidade social. Pode-se afirmar, portanto, que as narrativas têm a função mediadora entre as realidades individuais, culturais e também sociais nas quais as pessoas estão inseridas. Nessa perspectiva, essas narrativas se tornam uma forma discursiva que é construída como parte do mundo em que se vive.

Nesse panorama, onde entraria a literatura infantil?

Sabe-se que a literatura infantil pode auxiliar a construção de narrativas ao permitir desligar as coisas e construir vínculos que as religuem de novas maneiras. Compreende-se cada vez mais que:

> A experiência e a memória, quando se unem com a imaginação e o desejo, provocam relatos que *contam* como foi ou como pode ser o mundo. São narrativas que em algumas situações dizem "era uma vez..." e que em outras nos permitem dizer "será uma vez..." [...] Algumas narrativas, para propor um ideal compartilhável, tomam um ideal abstrato, o fazem aparecer diante do leitor convertido em experiências concretas de personagens concretos e o levam passo a passo à superfície

do solo, vivência após vivência. Até que, em um momento inesperado do relato, o ideal recupera sua condição abstrata e, sem perder o cheiro da terra, se eleva e volta. Assim é a vida da literatura[19].

Propõe-se aqui essa possibilidade de integração da história, memória e narrativa histórica, preencher os espaços vazios e devolver à criança hospitalizada o *status* de narradora, inscrevendo-se como sujeito cultural e dialogando com o mundo.

É com a busca dessa relação entre ficção e realidade empírica, entre texto e contexto, compreendendo suas fronteiras e feituras, suas inter-relações e processos de constituição, que se vislumbrará uma crítica literária que valorizará a interpretação estética como dimensão social e fator de arte, entendendo que a literatura desenvolve em nós a quota de humanidade na medida em que nos torna mais compreensivos e abertos à natureza, à sociedade e ao semelhante. Um exemplo disso é dado pela história criada pela criança de 10 anos em tratamento de LLA durante atendimento clínico em consultório:

Numa bela fazenda, que não chovia, nasceram belas plantinhas.
O dono da fazenda ficou admirado porque nunca vira tão bonitas plantas. Ele cuidava todos os dias, até que um dia ele resolveu mudar-se dali e aí as plantinhas morreram porque os donos nunca cuidavam...
Um dia o dono ficou sabendo que essas plantinhas nasciam em época de amor...

Essa "época de amor" coincide com o "era uma vez" dos contos de fadas ou com os "olhos da caixa de brinquedos" propostos por Rubem Alves[20] e, com certeza, com o "maravilhamento" apresentado por Bachelard[21].

Vamos esclarecer cada uma dessas expressões.

Bachelard divide o processo imaginário em dois eixos: observando-se apenas o eixo horizontal, tem-se uma imaginação atraída pelos impulsos superficiais da variedade exótica, marcada pela ocularidade, pelo pitoresco, por tudo que é variável e curioso no mundo, é o olhar para conhecer.

Já na profundidade do eixo vertical essa imaginação mergulha na profundidade do ser, ao mesmo tempo buscando o primitivo e o eterno. Nessa imaginação estão presentes as imagens substanciais e íntimas da matéria que vão aquém e além das imagens da forma. Constituem o núcleo da criação poética, traduzem-se como uma causa sentimental, uma causa do coração. Essas imagens restituem aos pensamentos sua avenida de sonhos, o "maravilhamento", correspondendo ao devanear, e podem funcionar como auxiliares no desembaraçar da história de cada um.

Rubem Alves nos chama a atenção para onde guardamos nossos olhos: na caixa de ferramentas ou na caixa de brinquedos? Esse olhar apenas para conhecer corresponde ao olhar da caixa de ferramentas, representando o olhar para aprender sobre o mundo e descrevê-lo. Já o olhar da caixa de brinquedos nos possibilita imaginar, sonhar e, muitas vezes, preencher o incompreensível com nossas próprias construções. Esse olhar nos permite significar o real, ainda que com dificuldade.

Um exemplo disso é a construção narrativa de uma criança de 10 anos, durante atendimento com a psicóloga[22] ainda em investigação de diagnóstico oncológico, quando ela consegue localizar e relacionar o lugar do hospital com algo que já conhece. Ainda que seja uma relação com algo assustador, trata-se de algo que produz um sentido, que já tem um nome e que organiza o olhar da criança, possibilitando o enfrentamento das novas dificuldades.

Aqui parece um campo santo, sabe tia? Aquele lugar onde enterra pessoas. É... Todo dia morre gente aqui. Ontem mesmo morreu um menino que chegou passando mal. Até com cadeia parece, tia, porque a gente fica, assim, preso, levando furada, o bom é que tem alguma coisa pra fazer. [...] Outra coisa ruim também, tia, é aquele negócio que eles chamam de punção, sabe qual é, não sabe? Então, aquilo parece pimenta, sabe como é? A gente fica desinquieto.

A utilização de histórias (contos de fadas, lendas ou histórias construídas pela própria criança) também tem a função de acalmar a criança a partir do instante em que lhe devolve o lugar de dar significado ao real, de narrar, de falar e ser ouvida, de se ouvir.

Assim, voltando à construção de histórias a partir da "contação" dos contos de fadas, continuo minha narrativa, pois foi me apoiando na análise de Bruno Bettelheim[23] em seu livro *A psicanálise nos contos de fadas* que pude perceber cada vez mais que a escolha e a preferência das crianças por cada um daqueles contos já citados não eram aleatórias. Cada um deles possibilitava a expressão de sentimentos relacionados com aquela realidade hospitalar. Em cada grupo de atividade era contada uma história e anotadas as mais diferentes percepções.

Com *Chapeuzinho Vermelho*, por exemplo, a criança aparentemente explorava a partir da escuta ativa da história, porém de maneira controlada, a ameaça de ser devorada, uma vez que a qualquer momento ela poderia pedir que a leitura fosse interrompida. Essa ameaça era vivenciada a cada momento de sua internação e representada pelo receio da perda da figura da mãe, de ser abandonada naquele ambiente insípido do hospital, e muitas vezes reforçada pela atitude pouco afetiva ou muito angustiada das figuras parentais.

Nessa história as emoções violentas eram expressas, o ataque se concretizava e a cor vermelha permeava todo o enredo, como o sangue que jorra na maioria das intervenções hospitalares. De repente, em meio a toda essa angústia e ambivalência, visto que o prazer (representado pelos doces da vovó e associado aos ganhos secundários por estar doente) e a dor se faziam presentes em momentos muito próximos, surgia a figura do caçador que, como um grande "curador ferido", matava o lobo e recuperava a avó e Chapeuzinho, que temporariamente haviam morrido. Nesse momento as crianças começavam a perceber que as transformações eram possíveis, que, apesar de em algum momento as personagens ficarem perdidas para o mundo, "como que internadas", ainda assim alguém de fora vinha em seu socorro e assim a esperança continuava.

Em *Branca de Neve* se concretizavam o abandono e a certeza de que a travessia pela floresta escura se fazia necessária, e que isso era possível, mas haveria momentos de solidão, intensos e assustadores, os quais também passariam.

A *Polegarzinha* tornava possível expressar a regressão de uma maneira inusitada e contava a história de uma menina que já nascia crescida, porém muito pequenina, e que recebia os cuidados de uma mãe "postiça", que apenas cuidava, mas que não a havia gerado; uma figura cuidadora, como a enfermeira, que também assim atuava sem ser a mãe de verdade, que afagava sem pegar para "criar", que impedia que o abandono se efetivasse.

Em *João e o Pé de Feijão,* por sua vez, de repente uma boa vaca leiteira deixa de dar leite, simbolizando a expulsão do paraíso infantil, o que leva o pequeno herói a fazer uso da fantasia e do pensamento mágico para enfrentar as dificuldades. A criança era enviada de encontro ao mundo e saía vitoriosa, reforçando sua confiança básica, a busca de independência e a certeza de que para enfrentar gigantes não bastava a magia, sendo também necessário o uso de armas mais reais, como o machado que cortava o pé de feijão.

Para as crianças em fase terminal e que ainda pediam para ouvir histórias, o grande pé de feijão que ligava o solo ao céu possibilitava o contato com expressões sobre o desconhecido mundo espiritual, proporcionando à criança a possibilidade de dizer o que esperava encontrar atrás das nuvens do mundo celestial, não ficando tão sozinha com essa inenarrável experiência de morrer.

A rivalidade fraterna, a inveja do irmão que não estava doente, a raiva por causa da hospitalização, acompanhada de fortes sentimentos de rejeição, tudo isso poderia ser elaborado com a história da *Cinderela.* Quando escutava a história, a criança acreditava não precisar se sentir culpada por seus sentimentos de raiva. Ora ela se identificava com as irmãs "malvadas" da Cinderela, ora com a própria heroína, aquela que "renascia das cinzas", reforçando a ideia de que, por mais infeliz que se sentisse no momento, a criança ainda poderia por si própria descobrir compensações para que sua vida se tornasse boa. Chega de ser "coitadinha", vamos à luta!

Aos poucos a criança ia compreendendo que ter raiva e ciúmes dos irmãos era um fato comum na vida, tão comum que virou história, e que ela não estava sendo punida por Deus, não estava se eximindo das culpas por meio do sofrimento.

Em *Rapunzel*, inevitavelmente a temática da perda dos cabelos se fazia presente, e ainda que a história narrasse outras perdas catastróficas da heroína, normalmente esse era o momento em que o lamento pela perda da identidade se destacava no grupo.

Finalmente, *A Bela Adormecida* discutia a passividade, a imobilidade, a morte, o não sentir. Para o mundo existir é preciso que o sentimento permeie as atitudes, que o medo não imobilize nossas emoções, que o amor e a esperança sejam vitoriosos.

A utilidade dos contos de fadas não se limitava a atividades em grupo, mas se espalhava pelos leitos, estimulando a criança a se tornar um dos personagens e a sair da extrema passividade para exercer uma atividade ainda que fosse por meio da fantasia. Com isso foi possível trabalhar inúmeras frustrações das crianças ao lhes permitir imaginar situações em que a imagem corporal e os desejos mais internos fossem projetados nos personagens infantis e somente naquele momento eram tornados reais de modo satisfatório, encontrando formas de reagir às dificuldades.

Sempre que possível, eu associava a história à realidade hospitalar, de modo consciente, perguntando: "Se o lobo mau não tivesse morrido, para onde ele iria com a barriga cortada pelo caçador?" Estimulava, portanto, uma discussão sobre temas como hospital, cirurgia, pontos, dor e morte, permitindo que a criança conversasse com naturalidade e em grupo sobre assuntos até então exclusivamente da alçada do pai, da mãe e do médico. Com isso a criança começava a sair de sua posição de imobilidade diante da vida e passava a interferir em alguns processos, a estabelecer contato com os pais e, a partir de sua identificação com os personagens, restituía o contato consigo própria, com o mundo que a rodeava e com os outros.

Em muitas dessas associações com a realidade o hospital era o agente punitivo do personagem mau, pois as crianças diziam:

O lobo mau não morreu não, ele foi pro hospital, tomou soro, injeção, ficou lá pra sempre.

Em outras, uma simples ilustração apresentada na história possibilitava a elaboração de conteúdos fortes e marcantes, como a de uma criança de 8 anos que devolveu o livro de *Branca de Neve* porque nele havia uma imagem que lhe dava medo: Branca de Neve em sono profundo, deitada em um local semelhante a um caixão. Novamente a angústia pôde ser verbalizada e a criança auxiliada através das palavras.

Em vista dessas respostas positivas no comportamento das crianças, passei a deixar com elas livros de um dia para o outro. Ainda que algumas não soubessem ler, as ilustrações mobilizavam os conteúdos internos e muitas vezes aproximavam a criança do acompanhante (pai, mãe, avó...) a partir do instante em que ela solicitava que lessem a história para ela.

Muitas vezes, a criança vivencia os procedimentos dolorosos do tratamento como a ausência de proteção dos pais, passando a odiá-los por permitirem procedimentos invasivos tão dolorosos, e esses sentimentos hostis vão, por sua vez, ceder lugar à culpa, já que os mesmos pais que são odiados são também objetos de amor. É importante que os pais, enquanto adultos e cuidadores, consigam resistir à angústia vivenciada pela criança por expressar sentimentos tão destrutivos, partilhando as indagações e os medos[24] e fazendo-as compreender a necessidade das intervenções para o bom resultado do tratamento. Esse procedimento solidário abre espaço para que a fantasia de agressão ou culpa seja compartilhada, minimizando as fobias.

Nesse sentido, as histórias infantis também podem auxiliar esses pais, tão silenciosos pela ameaça da morte, a reencontrar sua capacidade de comunicação ou a acompanhar a criança em sua regressão, possibilitando que ela os abandone na fantasia e mesmo assim permaneçam vivos pelo amor da escuta ativa. A narrativa, nesse caso, funciona como metáfora do brincar, uma experiência criativa, em um contínuo espaço-tempo, ampliando a qualidade de vida da criança.

Sabe-se que os contos de fadas são uma relíquia[25], uma preciosidade das narrativas humanas, e seus valores estão mais embasados em crenças antigas do que modernas. Do mesmo modo, histórias com conteúdos depressivos e angustiantes ou com a suspensão da resolução por tempo bastante prolongado podem resultar na expressão da tristeza por parte das crianças menores, possibilitando sua identificação com heróis frequentemente órfãos, representantes da solidão que as crianças sentem quando precisam enfrentar o mundo para saírem da infância.

Quando as crianças se acostumaram à rotina de ouvir histórias, passei a alterar o roteiro das mais conhecidas, procurando mostrar-lhes que as situações poderiam ser mudadas e que uma Chapeuzinho Vermelho boazinha e passiva poderia se transformar em uma menina danada e ativa. Essas modificações assustavam e chegavam a irritar alguns adultos durante as atividades, principalmente as enfermeiras. Passei a acreditar na hipótese de que as histórias também poderiam mobilizar os conteúdos de passividade diante das imposições da rotina hospitalar. Talvez alguns "sapos" engolidos naquele dia ameaçassem sair diante de uma história tão rebelde, o que explicaria o incômodo. As crianças, por sua vez, divertiam-se ao me fazer perceber que estava errada: "Como eu podia errar!?" E me contavam a história de forma correta. Aos poucos entravam na "brincadeira do contrário", e algumas chegavam a me auxiliar na criação.

A partir daí passei a desenvolver o potencial criativo de cada criança com relação à montagem das histórias. Elas mostravam ser capazes de contar a história do mesmo modo que a ouviram, mas também deixavam claro que, quando estimuladas, podiam criar. Estavam, portanto, prontas para montar suas próprias histórias.

Com base em minha experiência com a criação de histórias infantis e embasada por trabalhos já realizados por Madalena Freire[26], passei a atuar como "escriba" dos relatos das crianças internadas, possibilitando-lhes "a revelação de seu mundo interno, seus conflitos, alegrias e tristezas, proporcionando-lhes uma ocasião para a elaboração desses sentimentos"[27].

Quando uma criança brinca, joga ou desenha, ela está desenvolvendo a capacidade de representar, de simbolizar. É construindo suas representações que as crianças se apropriam da realidade. É através do jogo simbólico, do "faz de conta", que a criança assimila a realidade interna[28].

A abertura para o mundo da comunicação por meio da história permite que a criança se encontre, a partir da linguagem, em um espaço mais humanizado, seu espaço de fala, onde o que ela diz tem muita importância.

A montagem das histórias inicialmente era realizada uma vez por semana, respeitando o desejo da criança de nos agraciar com uma criação. Mesmo assim, as histórias evoluíram e se transformaram em um verdadeiro canal de expressão dos conflitos, alegrias, tristezas, do "eu sou" de cada criança.

A partir do célebre "era uma vez" foram destrinchadas várias fantasias. Obedecendo à técnica de associação livre, passei a anotar tudo que as crianças diziam. As menores de 4 anos, ainda que não fizessem associações de maneira lógica, emitiam palavras que motivavam as maiores a se libertar de sua vergonha e controle. Lembro-me de uma criança de 8 anos que se negava a participar da roda, mas que se mantinha atenta. Foi uma palavra extremamente regredida de uma criança de 4 anos que a fez participar a partir do instante em que pôde falar de mamadeira e bico sem se sentir boba, pois a criação da história era vista de forma conjunta e nunca individual. Dessa maneira, o grupo se protegia. Cada componente criava coragem com a fala do outro, como se todos finalmente percebessem que não estavam sozinhos no barco, o que não costumava acontecer. Havia o receio de entrar em contato com a dor, a solidão, o abandono do outro. Com as histórias as crianças unificavam seus conteúdos, "empilhavam" seus conflitos e passavam a perceber que a situação ruim ficava melhor quando era dividida com o grupo.

Inicialmente, sete histórias integraram o processo de montagem, que teve a duração de 9 meses. Curiosamente, os 9 meses do processo de criação remetem ao mundo do gestar e se somam ao 7, número mágico do universo dos contos de fadas. Foram elas:

1. A Calcinha da Pata
2. Os Três Patinhos que Caíram dentro do Potinho e nunca mais Saíram
3. A História do Papagaio
4. O Leão que Come Gente
5. O Sapo
6. Tieta
7. A Girafa que Comeu Capim

Para uma melhor discussão a respeito das histórias construídas, uma análise é apresentada abaixo de cada uma delas.

> **A CALCINHA DA PATA**
>
> Era uma vez uma pata que bateu no elefante porque estava com muita raiva, pois ele tinha rasgado a calcinha dela. Por causa disso o elefante ficou de castigo, levou pisa, apanhou muito.
> Ele se machucou bastante e ficou com muita raiva da pata. A pata também ficou com raiva dele. Como estava muito machucado, o elefante foi para o hospital. Lá aplicaram soro nele e operaram ele porque ele se machucou tanto que deu um caroço. O doutor tirou o caroço. Aí ele sarou, foi para casa dele, encontrou a pata e casou com ela. Não brigaram mais e ficaram felizes para sempre.
>
> *Crianças que participaram: R. [7 anos]; W. [3 anos]; M.L. [9 anos]; N. [8 anos]; M. [7 anos].*

Com a primeira história foi analisado o quanto o hospital era considerado uma punição decorrente de uma relação inadequada entre grandes e pequenos (o elefante e a pata) com a consequente explosão de agressividade defensiva de um dos personagens. A partir dessa história, as crianças puderam projetar, por identificação, toda a raiva motivada pela imobilização corporal e pela agressão representada pelo soro, principalmente por não terem o controle sobre as próprias vida, já que o tratamento as privava das possibilidades de escolha.

Ao agirem assim, as crianças compensavam as inúmeras frustrações desencadeadas pela realidade hospitalar, elaborando e recuperando essa realidade. É justamente essa capacidade de resgate da felicidade que possibilita que a criança doente reverta as situações e consequentemente melhore sua capacidade de enfrentar o quadro clínico.

Em quase todas as histórias, os momentos de agressividade, abandono ou tristeza eram transitórios, aparentemente em virtude da impossibilidade de lidar por muito tempo com sentimentos tão intensos, e o grupo de crianças buscava rapidamente a organização e a tranquilidade de um final feliz.

OS TRÊS PATINHOS QUE CAÍRAM DENTRO DO POTINHO E NUNCA MAIS SAÍRAM

Era uma vez três patinhos que saíram correndo e entraram dentro do potinho para beber água, e caíram lá dentro, começaram a nadar e morreram de frio.
De repente a água esquentou e eles viveram de novo.
Outros patos, de outros rios, quebraram o pote e a mãe dos três patinhos ficou com eles para sempre.

Crianças que participaram: M.L. [9 anos]; S. [8 anos]; L. [8 anos]; M.C. [7 anos]; W. [3 anos]; R. [7 anos]; M. [6 anos]

Nessa história pudemos ver a imagem do pote que "magicamente" passou de frio a quente e foi quebrado para permitir a aconchegante proximidade da mãe, mães que muitas vezes, em um processo fusional com o filho doente, são simbolicamente transformadas em remédio nesse processo de cura tão árduo quanto o do câncer. Algumas vezes era necessário buscar a força daqueles que vêm de fora, de "outros patos de outros rios", que possibilitassem a expressão do desejo de vida, de estar *com* a mãe sem estar *dentro* dela.

Sabe-se que durante a gravidez a mãe se identifica gradativamente com seu bebê, tornando-se muito sensível às necessidades da criança que irá nascer. Winnicott[29] chamou a isso preocupação materna primária, que seria a disposição e a capacidade da mãe de se despojar de todos os interesses pessoais e concentrá-los no bebê. A mãe, nesse estado de sensibilidade aumentada, adquire a habilidade de reconhecer as necessidades do bebê e de se adaptar ativamente a elas. Essa adaptação completa dá ao bebê a ilusão de que cria a mãe e de que ela faz parte dele. A criança passa então a crer na realidade externa, que parece se comportar de forma mágica. Essa seria sua criatividade primária, totalmente onipotente. Segundo Winnicott[30], sem esse tipo de experiência não é possível que o bebê desenvolva a capacidade de estabelecer uma relação criativa com a realidade externa e até mesmo formar uma concepção dessa realidade.

É sob o domínio da ilusão que emergem os fenômenos transicionais, como uma tentativa de aliviar a tensão. Com o desinvestimento do objeto transicional, a capacidade de vivenciar fenômenos transicionais se irradia para todo o campo cultural, originando assim o espaço potencial, área que possibilitará a capacidade de brincar, a arte, a religião, ou seja, a capacidade de usar os objetos culturais e a própria imaginação como meios de elaborar as questões fundamentais da existência humana[31]. É nesse espaço potencial que também entram as histórias, tanto as contadas como as criadas.

Assim, Safra confirma que a interpretação do psicólogo a partir da história surge da confluência entre as características de expressão infantil e a capacidade do profissional de se identificar com a criança, e essa maneira de intervir constitui em si um fenômeno peculiar ao espaço potencial.

A maturidade afetiva da criança doente geralmente se encontra regredida. Nas histórias, a maneira de suplantar esse afeto regredido se dá através das tentativas de encontro e junção das personagens, sempre em busca de um final feliz. A felicidade implica estar com alguém, ainda que seja necessário ressuscitar esse alguém. E assim o sentimento de solidariedade é reforçado, estimulando a criança a estabelecer uma maior integração com o grupo.

A HISTÓRIA DO PAPAGAIO

O papagaio viajou para o Pará e lá ele pegou malária. No hospital ele tomou soro para melhorar ligeiro, porém morreu de caganeira. Teve de ir para baixo da terra. Aí ninguém viu ele mais. Só viram a mulher dele, que tava morrendo de dó dele porque ele tinha morrido. Ele fumava muito. Aí ela foi procurar o filho dela. O filho dele tava no ninho botando ovo. Ele tava com dor de cabeça porque o pai dele sumiu e ele não sabia que ele tinha morrido. Aí ele ficou triste um bocado de dia, até esquecer do pai.

Crianças que participaram: M.L. [9 anos]; S. [10 anos]; C.A. [7 anos]; R. [7 anos]; R. [10 anos]; F. [4 anos]

A história do papagaio surpreendeu pela escolha aleatória de um animal que se destaca por "falar como os humanos", mas que não teve fala em toda a história. Também, pela primeira vez, foi expressa a falta do pai, que, apesar de esquecido, foi lembrado como uma dor de cabeça que incomodava silenciosamente. O medo do abandono é uma das principais causas de ansiedade na infância, e frequentemente percebemos a utilização de mecanismos defensivos de esquecimento como uma forma de enfrentamento de uma realidade muitas vezes dura demais. Com as expressões "filho dele" e "filho dela" as crianças refirmavam que eram filhas de um casal parental, ainda que muitas vezes os pais se esqueçam disso.

O LEÃO QUE COME GENTE

Um leão comeu uma menina que se chamava Mara Lúcia e dormiu. Ele comeu a menina porque ela tava beirando ele e ele não gostava. Aí veio outra menina caçando a irmãzinha, que era a Mara Lúcia. Aí o leão comeu ela também e ninguém ficou sabendo. Aí um homão, que caçava bicho para matar, matou o leão. Daí chegou outro homem com o revólver para matar a girafa porque ela era também muito brava, muito teimosa e feia demais. Daí chegou um boi gigante, pegou ela morta e levou para o hospital. Lá no hospital operaram ela. Ela tinha um buraco na perna. Conseguiram operar ela direitinho. O leão foi enterrado pelo caçador e a girafa ficou boa, mas teve que tirar a perninha e pôr outra de pau, aliás, pôs de "prótese", um negócio que parece perna. Aí ela foi pra casa dela e ficou viva pra sempre caçando comida.

Crianças que participaram: L.A. [7 anos]; M.L. [9 anos];
C. [9 anos]; D. [3 anos]; S. [3 anos].

Nessa história estão expressas as fantasias de perseguição reforçadas pelo crescimento muitas vezes sorrateiro, porém devastador, de um tumor maligno ou pela própria ameaça de morte, assunto constante, porém velado, no hospital. O desfiguramento, que às vezes se junta ao processo de amputação, apareceu no olhar angustiado de uma mãe acompanhado pela pergunta: "Será que os mais feios são excluídos do mundo?" Só mesmo um boi gigante para enfrentar essa exclusão e procurar transformá-la com o auxílio bastante concreto de uma "prótese".

O SAPO

O sapo pulou, pulou e a cobra correu atrás dele. O menino viu e matou a cobra e o sapo foi para o hospital. No hospital ele sarou. Ele tava com a perna comida. No hospital engessaram a perna dele e ele sarou. Foi embora para casa. Na casa dele ele foi mamar na mamadeira e dormir. Quando ele dormiu, ele sonhou com a cobra. Aí ele acordou ligeiro, escovou os dentes e foi passear na casa da namorada dele. Ele foi contar o sonho pra namorada dele. Comprou roupas para ela e presentes. Aí a cobra apareceu na casa da namorada pra pedir desculpas. Ela chegou de mansinho e pediu desculpas e foi embora. E o sapo ficou morando na casa da namorada.

Crianças que participaram: C. [9 anos]; G. [4 anos];
B. [7 anos]; M.L. [9 anos]; L. [14 anos].

Experiências em Psico-Oncologia Pediátrica

Com essa história vimos a tentativa não muito bem-sucedida de burlar os "maus pensamentos", buscando momentos prazerosos e regressivos, expressos em elementos como a mamadeira e o sono, ou sexuais, como o aconchego da namorada, que pudessem livrá-los da ameaça de serem devorados.

TIETA

Era uma vez Tieta, que era uma anta que virou novela. Um homem morreu. Ele era dono da Tieta. Aí a anta chorou. Aí a Mônica, esposa do Cebolinha, foi comida pelo lobo. Ele era inimigo da anta, porque ele comia os outros. A Mônica era amiga da anta. Um cavaleiro da cidade abriu a barriga do lobo com uma espada e tirou a Mônica vivinha. Veio o Cebolinha e ajudou a Mônica. A Mônica, o Cebolinha, a anta e o cavaleiro foram felizes.

Crianças que participaram: R. [8 anos]; L.A. [7 anos]; F. [8 anos].

Essa história acompanha a saga encontrada em todos os contos de fadas, ou seja, apresenta uma dificuldade a ser enfrentada e a interferência de um cavaleiro salvador que simboliza uma ajuda que vem de fora. Foi criada uma história repleta de heróis conhecidos, como o Cebolinha e a Mônica, e até mesmo a anta, animal tão comum no cerrado e ao mesmo tempo a representação máxima da falta de inteligência, do não saber. Novamente a busca de um final feliz apareceu como a única perspectiva possível de integração.

O professor e pesquisador americano Joseph Campbell, autor de *O poder do mito*[32], aborda com profundidade o poder dos mitos e dos contos na vida do homem em todos os tempos. Para Campbell, falar de histórias é falar de mitos, pois a mitologia é a canção do universo. Está tão enraizada em nosso inconsciente coletivo que dançamos ao som dela.

Segundo Campbell, e concordo com ele, os mitos narram as ações repetidas pelos heróis das histórias do mundo inteiro e cuja jornada tem como temas básicos:

- Abandonar uma condição
- Encontrar a fonte da vida
- Chegar a uma condição diferente (mais rica, mais madura)

Em toda narrativa, o herói cumpre a mesma jornada:

- Primeiro recebe um chamado que não pode ou não consegue recusar;
- Depois parte em uma busca ao longo da qual encontra aliados, mas principalmente enfrenta inimigos e desafios que o fazem passar por transformações;
- Quando finalmente cumpre a tarefa ou alcança o objetivo, volta para dividir a vitória com seu povo.

Seria essa busca de um final feliz uma representação do retorno para casa?

> **A GIRAFA QUE COMEU CAPIM**
>
> A girafa correu e cansou e foi beber água. Aí ela foi andando devagarinho e encontrou um amigo e ficou passeando com ele. Aí ele fugiu pra casa dele, deixando a girafa triste. Mas o amigo dela voltou e aí ela ficou alegre e foi comer capim.
>
> *Criança que participou: C. [10 anos].*

Essa história valoriza uma amizade aparentemente corriqueira, mas que é fundamental no dia a dia. Essa criação solitária destaca a importância do outro em nossas vidas. Uma criança sozinha fala do tema companhia.

De modo geral, os temas básicos de todas as histórias sempre foram a morte e o abandono, acompanhados de manifestações de muita agressividade no comportamento das personagens, a qual era reforçada a partir do momento em que as crianças percebiam estar assustando os adultos presentes e se davam o direito de manifestar esses sentimentos.

Vale ressaltar a importância de conhecer os aspectos emocionais e comportamentais relacionados a qualquer atividade adotada junto à criança internada, os quais eram expressos por meio do lúdico, do plástico e, obviamente, também mediante a construção das histórias.

Sabe-se que fenômenos psicofisiológicos breves têm um aspecto adaptativo em relação às mudanças do meio. Em termos psicológicos, as emoções alteram a atenção, mudam certos comportamentos nas hierarquias de resposta e ativam redes associativas relevantes na memória. As emoções influenciam diretamente as percepções através dos sentidos, afetando o processamento da informação e as ações subsequentes. O comportamento humano é, portanto, fortemente determinado pelas emoções[33].

No que concerne às alterações fisiológicas, as emoções rapidamente organizam as respostas de diferentes sistemas biológicos, como a expressão facial, o tônus muscular, a voz e as atividades do sistema nervoso autônomo e endócrinas. Essas alterações visam produzir, em termos corporais, as melhores condições para uma resposta eficaz[34].

Os pesquisadores contemporâneos não são unânimes quanto aos sentimentos específicos que compõem o leque emocional humano. A maioria, porém, concorda que existem quatro emoções básicas – medo, ira, tristeza e alegria – e que as outras emoções são criadas a partir de combinações dessas, como todas as cores são compostas a partir das três cores primárias. Por exemplo, inquietação, ansiedade e estresse derivam sobretudo do medo com uma pequena dose adicional de ira ou tristeza. Entretanto, alguns pesquisadores afirmam que surpresa, repugnância e culpa são emoções únicas em si. Talvez encontremos aqui uma explicação para o alto grau de agressividade, provavelmente reativa ao medo presente durante a hospitalização[35].

Sabe-se que as crianças com câncer são caracterizadas pelo estilo de modulação emocional que se encaixa no perfil repressivo adaptativo, ou seja, elas tendem a se sujeitar com obediência a várias imposições da vida. São as "crianças boazinhas", que tendem a suportar o sofrimento com um heroísmo invejável. Esse estilo se caracteriza por um funcionamento altamente defensivo e tem sido associado a diversas consequências negativas para a saúde da criança, incluindo tensão, dores de cabeça, alergias, úlcera e hipertensão, como se a criança subestimasse ou escondesse seus sintomas e sua ansiedade[36].

Enfim, após alguns meses de montagem de histórias, era costume chegar à Pediatria e encontrar as crianças em um pequeno grupo, ouvindo as histórias inventadas por seus companheiros. Uma criança de 9 anos me disse gostar dessa atividade porque "a gente pode pôr de tudo na cabeça". Em minhas intervenções eu sempre lançava desafios, questionava, irradiava, retratava e devolvia o que via. "Ser levado a sério traz uma enorme satisfação", já dizia Bruno Bettelheim, e era fácil observar isso na face de cada criança. Elas faziam questão de ilustrar a história com desenhos. "Essa é a minha história!"

As histórias não funcionavam como preparação para algo, simplesmente representavam a vida aqui e agora, e era o que bastava. Conteúdos extremamente importantes apareceram durante essas atividades, ampliando nosso conhecimento a respeito dos fatores psicossomáticos envolvidos no câncer e desenvolvendo uma melhor compreensão do paciente como um todo.

Ficou claro que as histórias funcionaram como um canal para a liberação de conteúdos inconscientes. Por isso, quando terminadas, eram lidas apenas para as crianças como uma forma de devolução e colocadas à vista de todos no mural, e uma realidade diferente sobre cada criança era mostrada à equipe. Algumas crianças pediam que eu copiasse a história, pois queriam guardá-la. Acredito que as histórias funcionavam para elas como um documento de passagem pela vida hospitalar e que elas gostariam de lê-las "lá fora", como um aviso: "Eu ainda produzo."

Trabalhar nas histórias com as crianças disparou inúmeras atividades em minha vida, inclusive a necessidade de cursar o mestrado em Letras para compreender melhor o universo da literatura. Sabe-se que tudo é transitório, que os grupos vêm e vão e que é sempre importante recomeçar, continuar possibilitando às crianças a compreensão de que aqueles pensamentos antes confusos e caóticos podem ser organizados em uma fantástica história que tem tudo a ver com suas realidades. Cabe a nós, enquanto psicólogos, propiciar esses momentos de extravasamento emocional inconsciente, fugindo às explicações racionais, lembrando sempre que "já que somos humanos, nada que é humano pode ser estranho a mim (Terêncio)", aceitando assim a realidade interna de cada criança e compreendendo cada vez mais nossa própria realidade.

Fantasias Infantis no Preparo Psicológico para Cirurgia
(Cada conto um ponto)

*O doutor me disse que vai abrir
uma janelinha no meu pulmão.
Tenho medo do corte.*
(Paciente oncológico [13 anos])

Muitas são as requisições da equipe para o preparo psicológico em situações cirúrgicas, daí a importância do registro de alguns relatos que procuram mostrar as fantasias que surgem quando a criança ou o adolescente em processo de hospitalização se vê diante de um procedimento cirúrgico.

Sabe-se que a fantasia representa, para a criança, os mais antigos impulsos de desejo e agressividade e é expressa por meio de processos mentais muito distantes da linguagem e do pensamento relacional consciente. É a forma de pensamento mais primitiva e, como tal, não está conectada à realidade externa. Sua grande importância reside no fato de se constituir em uma preparação afetivo-intelectual para controlar a realidade[1].

Tudo isso vem confirmar um único fato: a criança se defende do meio fantasiando e, quanto mais aversivo e invasivo for esse meio, mais ela necessitará de subsídios para recorrer a um mundo de fantasia de modo a poder, de alguma maneira, manter saudável sua estrutura psíquica. A criança, quando doente, não deixa de fantasiar; muito pelo contrário, as fantasias se intensificam. Daí a necessidade do uso dos mais variados materiais, como massinha, lápis de cor, tinta, papéis coloridos, livros de histórias e jogos infantis, para auxiliar essa tentativa de alcançar o mundo de fantasia da criança e, em situações específicas de doença, estimular cada vez mais esse universo de fantasias para que ela possa suportar melhor o tão agressivo tratamento oncológico.

Pretendo, com a transcrição desses relatos, reforçar os objetivos abaixo enumerados:

1. Desmistificar a ideia de que a criança, seja qual for sua idade, não percebe o que está acontecendo com ela. Sabe-se que, na criança pequena, o desenvolvimento da capacidade de percepção depende em grande parte do desenvolvimento fisiológico sensorial, correspondendo, portanto, muito mais a um estádio "sensório-motor" do que a um estádio de intelectualização verbal. Mas, ainda que não fale, a criança sente. É importante ressaltar que, a partir da primeira consulta médica, uma criança doente já é constantemente estimulada nos níveis mais iniciais de percepção, ou seja, os considerados "sentidos próximos", caracterizados pelo tato, olfato e paladar, os quais são constantemente checados na rotina hospitalar. A criança é tocada com frequência e ensinada a valorizar cada vez mais as reações de seu corpo, visto que a cada visita médica ela é tocada e questionada como está se sentindo quase que estritamente no nível corporal. Ocorre, portanto, uma construção mental estimulada a partir do próprio ambiente hospitalar.
2. Incentivar os cirurgiões a irem pessoalmente explicar a cirurgia à criança (no pré e pós-cirúrgico) para que ela veja o rosto daquele que procederá à operação e saiba quem a viu por dentro, o que mais tarde facilitará a aceitação do tratamento. A abstração ainda não faz parte do aparato mental das crianças menores, e a visualização concreta de quem fez o corte ajuda a diminuir as fantasias persecutórias. Posso citar como exemplo o caso de um pré-adolescente de 11 anos de idade que só aceitou o início da aplicação da quimioterapia quando encontrou

casualmente com seu cirurgião no corredor do hospital e este o incentivou, dizendo o que havia visto por dentro, uma vez que o adolescente, mesmo ao se olhar no espelho, negava-se a aceitar a existência de um tumor de face. Ouvir sobre o avanço real da doença internamente o convenceu a seguir adiante com maior capacidade de enfrentamento.

3. Incentivar o cirurgião ou qualquer outro médico participante do caso a despender um pouco mais de seu tempo para explicar à psicóloga, em termos mais acessíveis à compreensão da profissional, como será feita a cirurgia, para que ela possa ajudar a criança a desmistificar o tão assustador momento do "corte".

4. Incentivar a equipe do centro cirúrgico a manter a conduta de, no pré-cirúrgico, medicar com um pré-anestésico crianças menores de 4 anos, crianças com déficit intelectual e crianças extremamente ansiosas, evitando assim as situações de estresse, desamparo e pânico vivenciadas no momento de separação da figura cuidadora.

5. Todos os médicos devem perceber que nós psicólogos também precisamos de tempo para compreender e trabalhar com uma pessoa e, dentro do possível, devemos ser avisados com a maior antecedência possível sobre a cirurgia (pequena ou grande) e não apenas algumas horas antes da intervenção.

Algumas vinhetas clínicas auxiliam a definição do contexto físico, emocional e, por vezes, social em que as crianças e pré-adolescentes estão inseridos.

PRIMEIRO CASO

Pré-adolescente, sexo masculino, 13 anos de idade, internado com uma massa mediastínica e pulmonar e com velamento de todo o hemitórax esquerdo. Foi submetido à toracotomia com biópsia e anatomopatológico de doença de Hodgkin.

O comentário inicial do pré-adolescente no consultório, no momento da preparação psicológica para a cirurgia, foi: "O doutor me disse que vai abrir uma janelinha. Tenho medo do corte."

Antes de qualquer preparação psicológica eu procurava, sempre que possível, estabelecer um breve momento lúdico com a criança, semelhante ao *rapport* realizado com os adultos. O pré-adolescente em questão optou por desenhar (Figura 2.1).

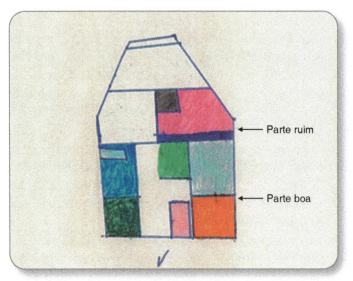

Figura 2.1

É importante esclarecer que o desenho é uma maneira projetiva de vermos a criança e que a partir de várias pesquisas psicológicas[2] chegou-se à conclusão de que pelos desenhos de casas, árvores e pessoas (*House, Tree, Person*) é possível extrair dados significativos a respeito da personalidade da criança, como um espelhamento de seu mundo interno.

Em razão da similaridade projetiva da casa com um tórax, a psicóloga pediu ao pré-adolescente que apontasse as partes ruins e boas da casa. Ele obedeceu e disse que a parte ruim era assim considerada por estar mal desenhada. A psicóloga então, buscando uma associação com a ideia da cirurgia, propôs que ele próprio tentasse melhorá-la, como se fosse fazer uma cirurgia na casa. O pré-adolescente tentou consertá-la e não conseguiu. Perguntando se poderia ajudá-lo, a psicóloga foi desenhando com ele e associando sua função com a do cirurgião – "Você não pode consertar seu pulmão sozinho, portanto os médicos, pela cirurgia, o auxiliarão."

Ele compreendeu a associação e pareceu mais tranquilo e menos preocupado com o corte e com a cicatrização, visto que as coisas podiam ser melhoradas e, principalmente, que haveria alguém para ajudá-lo, clareando a fala do médico e transformando essa "janelinha" em algo menos concreto, mas que também teria a função de melhorar a respiração, arejando o ambiente daquela casa que estava simbolicamente representada no desenho.

SEGUNDO CASO

Pré-adolescente, 12 anos e 8 meses, foi submetida a uma ressecção ampla de tumoração na parede torácica com remissão completa do quadro infeccioso e diagnóstico correspondente a fibrossarcoma de baixo grau. Após 3 meses de pós-operatório, foi submetida a um segundo tempo de cirurgia reconstrutora.

Em um primeiro momento foi feito todo um trabalho de vinculação com a adolescente para que ela pudesse manifestar seus receios quanto à perda da feminilidade. Por estar acompanhada pelo pai, ela não tinha com quem confidenciar seu desejo de ter um marido e filhos e, principalmente, falar sobre o medo de ver seus seios deformados. Ela sabia que parte de sua mama seria retirada, e o corte também aparecia projetivamente muito aumentado em seus desenhos e mais tarde foi se adequando, caracterizando sua ansiedade diante do procedimento e do modo como as mamas seriam "cortadas" (Figura 2.2).

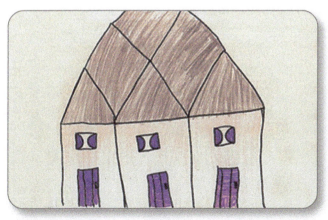

Figura 2.2

Paulatinamente fui desmistificando essas fantasias de mutilação com dados reais de como seria a intervenção, contando com o suporte das informações fornecidas pelo cirurgião. Os desenhos começaram a se adequar ao espaço vital da folha de papel (Figura 2.3). Ainda que houvesse a preocupação na representação de nuvens escuras e a falta da figura materna também se fizesse presente, a ansiedade aparentemente havia diminuído e a realidade começava a ser enfrentada.

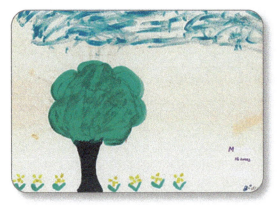

Figura 2.3

Após uma atividade lúdica em grupo, ela se mostrou mais leve e também expressou isso no desenho de um balão (Figura 2.4). Só então pôde falar da saudade da mãe expressa no desenho da casa, agora de tamanho adequado e sem cortes (Figura 2.5).

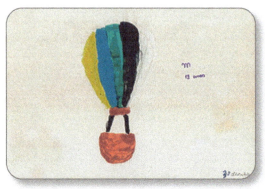

Figura 2.4

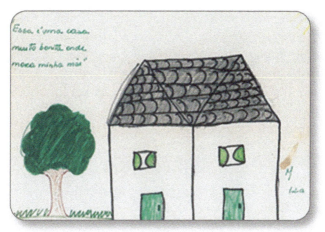

Figura 2.5

Antes do segundo tempo da cirurgia reconstrutora, a adolescente, utilizando como material a colagem de papel crepom na atividade em grupo, fez a seguinte produção (Figura 2.6).

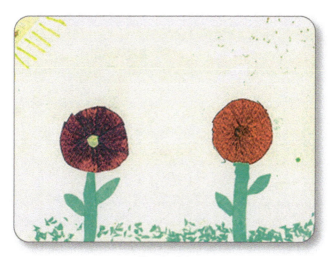

Figura 2.6

Quando perguntei sobre as diferenças entre as duas flores, ela disse: "Esta ainda precisa consertar", referindo-se à flor com o miolo escuro. Pediu que eu não pusesse o desenho no mural da sala de atividades, pois ela o consertaria após a cirurgia. Antes de ir para o Centro Cirúrgico ela pediu que a arrumassem de uma forma bem feminina e após o procedimento não quis mais consertar o desenho. Solicitou uma boneca, "mesmo pequena", e compreendi claramente sua atitude. A partir do momento em que se viu reconstruída em seu corpo físico, principalmente o seio, símbolo característico do feminino, ela precisava reassegurar a capacidade de ser mãe.

TERCEIRO CASO

Pré-adolescente de 10 anos de idade com nódulos vermelhos que saíam da parte superior do peito e subiam até o pescoço. Já havia sido submetida a uma primeira cirurgia com biópsia negativa (para neoplasia). Os nódulos reapareceram e foi indicada uma segunda biópsia.

Na sessão do grupo terapêutico, a criança fez dois desenhos que me pareceram sequenciais. Na preparação psicológica para a cirurgia retirei os desenhos do mural da sala de atividades e os levei ao consultório. Lá, pedi que a pré-adolescente montasse uma história com cada um deles (Figuras 2.7 e 2.8).

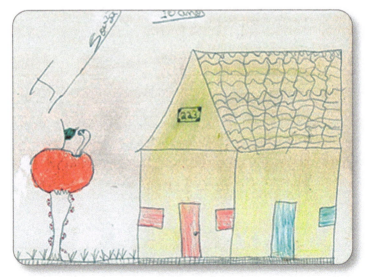

Figura 2.7

PRIMEIRA HISTÓRIA (Referente à Figura 2.7)

Uma família mora na casa 223. Eles moram na fazenda que só tem pés de maçãs maduras e um dia apareceu uma cobra muito grande que se chamava cascavel que tinha uns pinguinhos nela. Aí depois, um menino que se chamava Paulinho foi pegar maçãs e viu a cobra e saiu gritando: "Socorro! Socorro! Vi a cobra de pinguinhos! Horrorosa e feia no meu pé de maçã!"

Depois ele disse: "Mãe, vi a cobra que ninguém tinha visto na minha vida."
Ela respondeu: "Qual era essa cobra?"
Ele falou: "Era uma cobra de pinguinhos vermelhos e tava comendo as minhas maçãs."
Eles mataram a cobra."

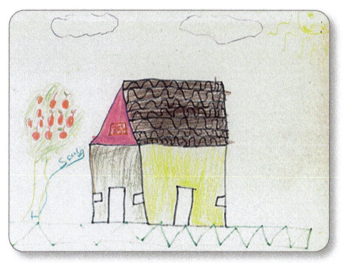

Figura 2.8

SEGUNDA HISTÓRIA (Referente à Figura 2.8)

Nessa casa, nº 354, só morava um pai e uma filha. A filha se chamava Claudinha e o pai se chamava João. Ela foi pro jardim da casa, no pé de maçã verde, e tirou uma maçã que estava podre. Ela foi, tirou mais uma maçã que também tava podre. Aí ela falou: "Poxa! Todas as maçãs que eu tiro estão podres. Isso não está normal."

Aí ela foi e perguntou ao pai dela: "Pai, todas as maçãs que eu tiro estão podres. O que eu posso fazer com meu pé de maçã?"

"Minha filha é o jeito você derrubar e plantar outro pé de maçã."

Após ouvir as histórias, perguntei se ela poderia encontrar no desenho algo que parecesse com os nódulos que ela tinha no pescoço. Ela relacionou os caroços vermelhos no peito às maçãs, dizendo serem as maçãs podres. Disse que a cobra já havia comido algumas na primeira cirurgia e que comeria o resto na segunda.

Procurei transformar a imagem ameaçadora da cobra e ressaltar o aspecto positivo da cirurgia, visto que somente esse procedimento poderia indicar se as maçãs estariam podres ou não e só assim a árvore poderia ser tratada de forma adequada, sem precisar ser cortada. Um novo material seria retirado para exame, e destaquei que a pele tem a capacidade de cicatrizar e renascer como em um ferimento. A pele "nasceria" de novo no mesmo pé de maçã. Foi importante não acatar a fala do pai na história, pois a pré-adolescente havia escrito seu nome no tronco da árvore, confirmando ainda mais o quanto aquela árvore representava ela própria.

A partir da transcrição dessas vinhetas clínicas, espero contribuir para melhorar a qualidade das conversações pré-cirúrgicas e possibilitar à criança ou adolescente em tratamento, independentemente de sua posição social ou do pouco tempo disponível antes da cirurgia, um preparo psicológico ou pelo menos uma escuta ativa mais qualificada, obedecendo às normas da Organização Mundial da Saúde quanto à qualidade de vida do doente e, principalmente, da criança enquanto ser falante.

"Cada conto um ponto" ilustra metaforicamente essa possibilidade. Quanto mais experiências forem contadas, mais discursos infantis se farão ouvir e mais pontilhados serão formados na construção da história de cada um.

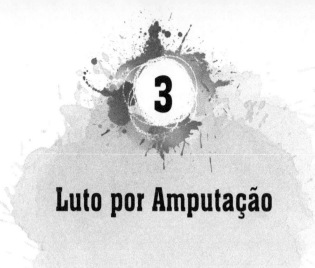

Luto por Amputação

Pés, para que os quero, se tenho asas para voar?[1]

A amputação em Oncologia abrange um campo vasto de intervenções cirúrgicas, uma vez que a cirurgia também é uma forma de tratamento e controle de alguns tumores malignos. Apesar dos avanços científicos, a amputação de membros ainda é eficaz no tratamento de tumores ósseos, como sarcoma osteogênico (que ocorre geralmente em jovens de 10 a 20 anos de idade) e sarcoma de Ewing (normalmente em crianças ou adultos jovens, sendo muito raro antes dos 5 e após os 30 anos de idade)[2]. Diante disso, a presente exposição será limitada à experiência de acompanhamento no pré e pós-cirúrgico imediato e tardio de amputação de membros (superiores ou inferiores) em crianças e adolescentes e a uma escuta mais aprimorada e estruturada paulatinamente ao longo do tempo no intuito de respeitar o momento de luto para o paciente, a família e a equipe dentro de um setor de Oncologia Pediátrica.

Para o profissional psicólogo o preparo psicológico para a amputação vem acompanhado do pedido manifesto ou latente de uma equipe também mobilizada, do tipo: "Escute esse sofrimento inevitável e facilite a aceitação dessa dor." Na maioria das vezes, enquanto psicóloga, eu recebia a informação sobre a possibilidade de amputação logo na primeira internação, independentemente do resultado do tratamento quimioterápico.

47

No entanto, mesmo que o acompanhamento à criança ou ao adolescente fosse sistemático, ainda não havia sido dado o "veredicto" de amputação. Quando finalmente era confirmada a indicação, a equipe médica claramente informava ao paciente e ao familiar a inutilidade do membro a ser amputado em razão da invasão do tumor e do avanço da doença, cabendo destacar que em certos casos a corrida contra o tempo era inevitável, pois o risco de morte era maior.

Paralelamente, a equipe médica também expressava sua tristeza pelo ocorrido e, em alguns casos, pelo fracasso da intervenção medicamentosa. Porém, a praticidade médica era mais imediata e o limite de tempo era definido tanto pelo risco cirúrgico como pela possibilidade de oferecer algum possível tratamento ao paciente posteriormente amputado. Aparentemente, havia também a ideia de que nós da equipe teríamos de nos "mostrar fortes", senão dificultaríamos o processo de decisão do paciente quanto à cirurgia, ou de que, quanto mais víssemos o membro como um tumor que ameaça e não como um membro, mais fácil seria para quem está sob risco de amputação. A cirurgia passava a ser encarada como a oportunidade de oferecer qualidade de vida ou a possibilidade de vida para aquele paciente, que passava também a responder ao desejo angustiado dos pais: "Viva para mim, mesmo que não esteja inteiro."

Mas será que os pais também tinham tempo para imaginar como seria seu filho sem um pedaço? O que mais prevalecia em suas mentes? O risco de perdê-lo pela doença? O sofrimento de ver um filho amputado? A sensação de ter parte de si amputada no corpo do filho? Como elaboravam essas perdas? Que luto seria esse? Como oferecer suporte psicológico para o enfrentamento dessa situação quase que inevitável em alguns casos e já determinada como única alternativa para o paciente e a família?

Os anos de trabalho com crianças e adolescentes em situação de amputação possibilitaram que eu fosse reestruturando minha conduta ante a amputação de membros na tentativa de montar um roteiro de atendimento que pudesse abarcar a necessidade do paciente. Eu sabia que uma boa psicanalista (abordagem de estudo na qual sempre me aprofundo) não trabalha necessariamente com roteiros de atendimento, mas também sabia que não somos eternos e que uma boa explicação sobre as condutas adequadas no atendimento ao paciente facilitava a manutenção de atendimentos pertinentes à necessidade hospitalar, ampliando inclusive a compreensão da equipe a respeito do processo interno de cada um e possibilitando, em alguns casos, a manutenção de rituais que facilitassem a elaboração da perda.

Nos primeiros atendimentos, parti do pressuposto apresentado por Françoise Dolto[3], médica e psicanalista francesa que dizia que, quando a imagem inconsciente do corpo se mantém íntegra após situações de mutilação, seria melhor a evolução em termos de movimentação física e reestruturação do esquema corporal. Para Dolto, essa integridade da imagem inconsciente do corpo seria percebida pelo fato de o indivíduo continuar se desenhando inteiro e em movimento, bem como ao sonhar com seu corpo completo. Comecei então a investigar melhor os desenhos dessas crianças e adolescentes, aplicando sempre um H.T.P. (*House, Tree, Person*)[4] ou desenho livre no pré-cirúrgico, na tentativa de visualizar projetivamente a amputação também nos desenhos, e isso apareceu claramente tanto em árvores derrubadas (Figura 3.1) como em desenhos incompletos ou parciais (Figura 3.2), em membros inferiores pouco desenvolvidos, principalmente em caso de amputação de membros inferiores (Figura 3.3), no desequilíbrio das figuras (Figura 3.4), na transposição fantástica do movimento para animais alados (Figura 3.5), em balões ou em qualquer imagem que reassegurasse a manutenção do movimento corporal, bem como na demarcação pelo desenho de onde foi cortado (Figura 3.6), dentre outros.

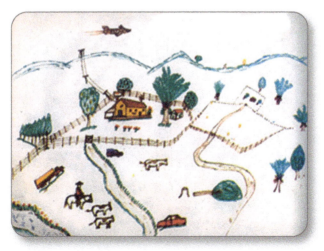

Figura 3.1 Desenho antes da cirurgia (R. [14 anos] – Osteossarcoma).

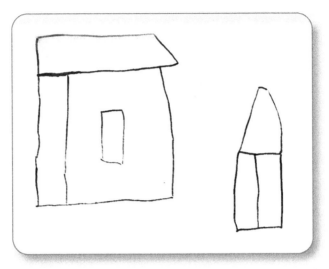

Figura 3.2 Desenho antes da cirurgia (L. [14 anos] – Osteossarcoma).

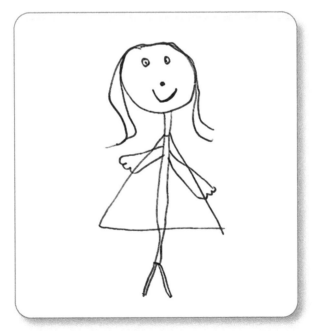

Figura 3.3 Desenho antes da cirurgia (L. [14 anos] – Osteossarcoma).

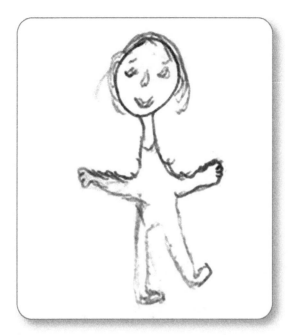

Figura 3.4 Desenho antes da cirurgia (J. [16 anos] – Sarcoma de Ewing).

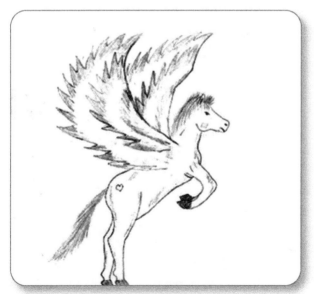

Figura 3.5 Desenho antes da cirurgia (R.S.R. [15 anos] – Osteossarcoma).

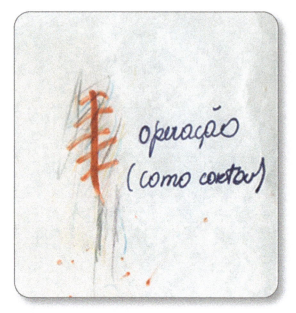

Figura 3.6 Desenho após a cirurgia (D. [6 anos] – Osteossarcoma).

O conteúdo surgia ainda de forma projetiva nos brinquedos, como o bonequinho que sempre perdia o pé no final do atendimento, ou em pequenas poesias que mostravam que o amor podia ser parcial. Por exemplo:

> A rosa para ser bonita não precisa de duas cor.
> A mulher para ser amada não precisa de dois amor.
>
> (J.G.F. [15 anos] – verso feito na preparação
> para amputação de membro superior direito.)

De algum modo, inconscientemente, o conteúdo sobre a amputação estava presente. No entanto, percebemos a dificuldade desses pacientes colocarem em palavras o que acontecia e a facilidade em utilizarem metáforas. Era mais fácil falar do desequilíbrio do barco (Figura 3.7), da cobra que atacava a árvore (Figura 3.8) e do cercado que não conseguiria conter o gado (Figura 3.9) do que das perdas funcionais que acompanham uma amputação.

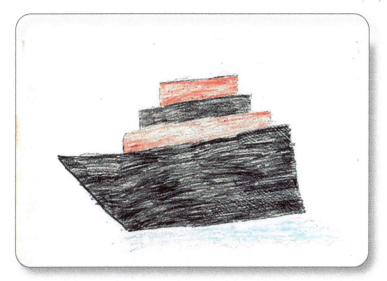

Figura 3.7 Desenho antes da cirurgia – amputação de membro superior direito (J. [15 anos]).

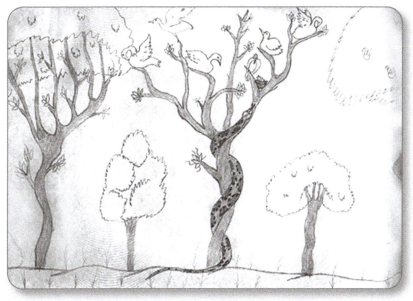

Figura 3.8 Desenho antes da cirurgia (R. [15 anos]).

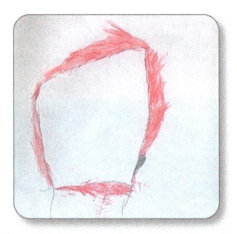

Figura 3.9 Desenho antes da cirurgia (L. [8 anos]).

A partir das metáforas, chegamos ao real com a criança ou o adolescente, ao final do atendimento, fazendo perguntas do tipo: "Como vou me equilibrar no cavalo com uma perna só?"; "Onde vou prender minhas calcinhas, se não tenho perna?"; "Como vou descascar laranja?", "Como vou jogar futebol?"; "Como vou sentar na corcunda do meu pai?". Nessas perguntas aparecia o que Parkes[5] chama de "elaboração de uma preocupação".

Ao usar essa expressão, Parkes se referia aos pacientes terminais, ressaltando que, se esses pacientes e seus familiares receberem tempo e apoio por parte dos que estão próximos, poderão fazer uso da "preocupação" com bons resultados, ou seja, quando acontece, a morte é vista como mais um passo no processo de transição psicossocial para o qual todos se preparam e no qual todos da família têm participação.

Ao transpor esse conceito para a situação de amputação foi possível perceber com o tempo que, se esclarecêssemos as preocupações funcionais, estaríamos também preparando a família para essa transição, mostrando que os desejos do filho permaneciam inteiros e não parciais. Esses esclarecimentos, porém, exigiam conhecimento técnico sobre a funcionalidade do órgão em questão e, a partir de interconsultas com a equipe de ortopedia, conseguíamos, por meio de perguntas práticas, fazer com que os cirurgiões também passassem a ver um pouco menos o tumor e um pouco mais o sujeito e, consequentemente, também tivessem uma boa oportunidade para falar de suas tristezas.

A elaboração do luto propriamente dito junto ao paciente só ocorreria após a intervenção cirúrgica, mas eu acreditava que poderia investigá-la antes e assim tentei. Passei a requisitar, no preparo psicológico, que a criança ou adolescente se desenhasse antes e depois da cirurgia, de preferência fazendo alguma coisa. Pretendia com isso também firmar a ideia de que o movimento, o fazer, continuava sendo possível mesmo com a amputação.

Foi interessante observar que algumas crianças procuravam demarcar sua identidade nas partes do corpo que permaneceram, seja desenhando o *bad boy* na perna não amputada (Figura 3.10), seja dependurando uma bolsa no braço bom – enfim, marcando a continuação de sua identidade e sexualidade. Outros já não conseguiam se imaginar. Uma dessas crianças chegou a pedir que a prima a desenhasse e esta também, infelizmente, não conseguiu visualizá-la no período posterior, ou seja, não conseguiu desenhar a prima amputada (Figura 3.11), mas pôde visualizá-la continuando, ou seja, fazendo alguma coisa. A materialidade corporal ainda era difícil de imaginar, mas a possibilidade de que a vida continuasse estava ali representada.

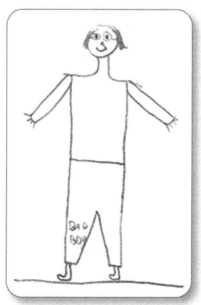

Figura 3.10 E. [14 anos].

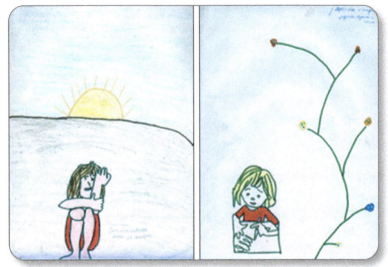

Figura 3.11 Desenhos feitos pela prima antes e depois da cirurgia (no qual desenhou a prima fazendo alguma coisa).

Percebemos que o sofrimento em razão da possível imobilidade e da impossibilidade de acompanhar os pais era maior entre as crianças menores, enquanto para os adolescentes as principais preocupações eram com as críticas sociais e a aceitação por seus pares.

Os pais, no entanto, continuavam marcados em seu narcisismo. Era importante que eles falassem sobre o que estava acontecendo e que também passassem a visualizar o filho amputado e, principalmente, continuassem falando desse filho de forma produtiva, movimentando-se na realização de suas atividades.

Como muito bem salientou Solomon (2013)[6], "nas fantasias subconscientes que fazem a concepção parecer tão sedutora muitas vezes gostaríamos de nos ver, a nós mesmos, vivendo para sempre, e não a alguém com uma personalidade própria". Muitos não estão preparados para filhos que possam vir a apresentar necessidades diferenciadas. Contamos com a garantia de vermos no rosto de nossos filhos que não vamos morrer. Por isso, filhos que correm risco de morte, filhos amputados, simbólica ou realisticamente, filhos doentes, mexem com nossa ferida narcísica de produzir a perfeição e de nos fazer continuar.

Segundo Dolto[7], o esquema corporal é o processo de mentalização do corpo real (da fisiologia e da biologia), é o lugar e a fonte das pulsões, o contato com o mundo físico. Já a imagem inconsciente do corpo é nosso contato com o relacional, o lugar da representação das pulsões. É a fala que permite o cruzamento do esquema corporal com a imagem do corpo, é onde o desejo de viver se encontra com as funções vegetativas, processo este que é mediatizado pela função simbólica, ou seja, pela fala humanizada dos pais, que vão transcrevendo as limitações do mundo pela linguagem, a chamada castração humanizante.

Quando não houver essa integração pela fala dos aspectos físicos reais (esquema corporal) com os relacionais (imagem inconsciente do corpo), ocorrerão distúrbios que vão desde sintomas psicossomáticos até as esquizofrenias.

Parkes[8] chama isso de perda interna do *self*, uma mutilação, um dano ao *self* que vive no corpo e que teve sua integridade atingida.

Entretanto, é possível que um esquema corporal enfermo ou mutilado e uma imagem sã do corpo coabitem em um mesmo sujeito. Para isso é necessário que a relação com a mãe e o ambiente humano permaneça flexível e satisfatória, sem grande angústia por parte dos pais. É indispensável que o déficit físico seja explicitado e até mesmo referido ao passado não enfermo. É preciso que as limitações e frustrações necessárias à evolução do desenvolvimento psicossexual tenham ocorrido de maneira humanizante.

Assim, uma criança paraplégica tem necessidade de brincar verbalmente com a mãe, falando sobre atividades como correr, saltar, coisas que sua mãe sabe, assim como ela própria, que jamais poderá realizar. Ela projeta, dessa maneira, uma imagem sã do corpo, simbolizada pela palavra e pelas representações gráficas, em fantasmas de satisfações eróticas, na troca do sujeito para sujeito[9].

Dolto continua dizendo que o desejo da criança assim falado a alguém que aceita com ela esse jogo projetivo permite ao sujeito integrar na linguagem tais desejos, apesar da realidade, da enfermidade de seu corpo. Assim, a linguagem lhe traz as descobertas de meios pessoais de comunicação.

Para exemplificar, tomemos um pai que, cansado de responder sobre o que aconteceu com a perna de seu filho (amputação de membro inferior direito), passa a responder às pessoas da seguinte maneira: "Foi comida por um tubarão." Diante dessa resposta (muito improvável em pleno Centro-Oeste), encerravam-se as perguntas indiscretas e ele se divertia com o filho.

Dolto pontua que a evolução sã do sujeito, simbolizada por uma imagem do corpo não enfermo, depende, portanto, da relação emocional de seus pais com sua pessoa: trata-se de informações verídicas, em palavras, que lhe são dirigidas muito precocemente, relativas a seu estado físico de enfermo.

Voltando à nossa experiência, percebíamos que esses pais não conseguiam falar sobre o futuro do filho sem a perna. Paralisavam na amputação, mantinham-se enlutados pelo que ele poderia ter sido. Como a mãe que dizia para a filha de 14 anos que resistia à amputação (membro inferior esquerdo): "Deixa, minha filha, deixa. Vai ser melhor para você e pior para mim." As pessoas se esquecem de que até a adolescência os filhos estão muito presos ao desejo dos pais, e uma fala como essa dificultaria o processo de aceitação.

Passamos a incluir mais os pais no atendimento. Diante da situação de crise provocada pela confirmação da proximidade da amputação, muitos entravam em um movimento fusional com o filho no intuito de protegê-lo de perguntas muito invasivas.

Sabemos que o espaço de formação do eu advém das relações parentais. Supomos, portanto, que esse movimento fusional presente em alguns pais tinha por objetivo proteger o eu da criança/adolescente, bem como o do próprio pai ou mãe em seu narcisismo, uma vez que também nos completamos na imagem dos filhos.

As intervenções com os pais passaram a ser mais cuidadosas. Esse estado fusional tinha de ser respeitado e considerado necessário àquele momento de crise. No entanto, também começamos a trabalhar com os pais de maneira projetiva. Apesar de se mostrarem extremamente obedientes ao desejo da equipe, eles não conseguiam imaginar o filho amputado. Passamos a requisitar que expressassem isso no desenho e, sempre que possível, a fazer sessões conjuntas. Era importante que esses pais falassem, em alguns casos até mais do que os filhos, sobre suas expectativas fracassadas na tentativa de fazê-los continuar a ver o filho ainda como um lugar de investimento futuro e, principalmente, desculpabilizá-los. Só assim eles poderiam dar ao filho a estrutura de uma imagem sã do corpo. Como muito bem diz Dolto[10]:

Se você fosse pássaro, você poderia voar.
Se tivesse pés, mãos, você poderia fazer como este garotinho... você
é tão esperto quanto ele (p. 13).

Ao discorrer sobre pesquisas com pessoas amputadas, Parkes[11] cita autores que falam sobre o luto após a perda de um membro:

- Wittkower (1947) diz: "Luto é a reação normal."
- Kessler (1951) diz: "A emoção que a maioria das pessoas sente quando informada de que perderá um dos membros pode muito bem ser comparada à emoção do luto pela morte da pessoa amada."
- Dembo et al. (1952) afirmam que: "A pessoa pode ficar enlutada por essa perda."
- Fisher (1960) completa: "A reação à perda de um membro e, por essa razão, da função de uma parte vital, é de luto e depressão."

Parkes ressalta, contudo, que em nenhuma dessas pesquisas existia uma clarificação exata do objeto do luto, nem mesmo do que se quer dizer por "luto". Ele tenta então adequar as reações presentes na situação de luto às observadas com a perda de um membro. Para isso ele fez uma pesquisa com 36 homens e nove mulheres com menos de 70 anos, os quais foram entrevistados 1 mês após a amputação de um braço ou de uma perna.

Sua pesquisa atestou a presença de reação traumática, e o comportamento de alarme foi confirmado em pessoas que sofreram amputação, sendo expresso por sentimentos de ansiedade, tensão e inquietação. E mais:

- Um mês após a amputação, 30% dos entrevistados ainda relatavam distúrbios do sistema nervoso autônomo (aceleração das batidas do coração, boca seca e aumento geral da tensão). A perda de apetite e de peso foi uma regra no período pós-traumático imediato.
- Um mês depois da cirurgia, 35% dos mutilados ainda solicitavam sedativos que os ajudassem a dormir à noite. Apoiavam-se mutuamente no período de transição.

- Trinta e cinco por cento dos amputados admitiram sentir inveja das pessoas saudáveis e intactas. Raiva e atitudes de acusação contra a equipe médica são frequentes.

Em nossa realidade, percebemos essa mesma reação traumática em muitos pacientes, porém com variações quanto à perda de apetite e de peso, tendo em vista o evidente ganho de peso no primeiro mês. O comportamento de dependência também é observado. Por isso, modificamos um pouco nossa rotina e permitimos que os pais permanecessem mais próximos dos filhos nos primeiros dias após a amputação, retomando a alternância quando notávamos um reforço dos comportamentos regressivos, mais exacerbados justamente pela dificuldade dos pais em lidar com a situação, o que dificultava os movimentos iniciais de autonomia dos filhos.

Quanto às respostas de pesar, Parkes observou que:

- Sessenta e três por cento admitiram ter alguma preocupação a respeito do que foi feito com o membro depois da amputação.
- Sessenta e sete por cento dos amputados tentam distrair sua mente a respeito da perda, mas são constantemente lembrados disso, e cada frustração traz de volta um sentimento doloroso de busca de um mundo que não é mais o deles.

Parkes verificou ainda que alguns admitiam sentir falta da perna, porém a maioria reclamava mais da falta de funcionalidade do membro. Um membro fantasma parece realmente ser tratado como uma parte do *self*, algumas vezes sofrendo da mesma doença que levou à remoção. Entre as reações patológicas foram relatadas dificuldades em aceitar as limitações.

No ambiente de Pediatria Oncológica são observadas muitas dessas reações de pesar. Muitos adolescentes se preocupam com o destino dado a seu membro após a amputação e alguns chegam a sonhar com isso. Um pré-adolescente de 13 anos que teve as duas pernas amputadas chegou a pedir para ficar com sua prótese como lembrança. A falta de um ritual estabelecido dificulta a passagem desses pensamentos. Pretendemos inserir cada vez mais pequenos rituais de passagem, como guardar uma chinelinha da perna que "foi embora" ou algo usado de forma significativa e única no membro perdido.

O sentimento doloroso de busca de um mundo que não mais lhes pertence era mais evidente entre aqueles que já se encontravam fora do processo de terapia e cuja amputação se dera em um momento em que não eram obrigados a lutar por igualdades sociais, ou seja, quando ainda crianças ou adolescentes.

A inabilidade social para lidar com perdas e faltas criou situações absurdas, como a de um adolescente, já fora de tratamento, encaminhado por uma psicóloga que solicitou meu aval para fazer terapia e que, em razão da amputação, não sabia se ele estava em condições de ser atendido. Eu disse ao rapaz que o fato de estar sem perna não significa estar sem fala e que receber atendimento psicológico público era um direito dele enquanto cidadão. O adolescente pôde confirmar o quanto a paciência e a aceitação são essenciais para a pessoa amputada lidar com as diversas e absurdas discriminações sociais.

A vivência da perda como um luto, que inevitavelmente precisou de novas estratégias para lidar com essa transição psicossocial, também está presente na pesquisa de Parkes. Seguem os dados:

- Trinta e nove por cento dos amputados descreveram um período inicial de "entorpecimento" (que passou em poucos dias).
- Cem por cento dos entrevistados tiveram a sensação de presença persistente do membro perdido.

Um ano depois:

- Oitenta e sete por cento relataram que frequentemente se esqueciam da falta do membro e tentavam usá-lo.
- Trinta e cinco por cento se esqueciam da amputação de vez em quando.
- Quarenta e seis por cento disseram ainda ter dificuldade em acreditar no que havia acontecido.

A presença persistente do membro perdido foi frequentemente comentada por crianças e adolescentes. Percebemos que o trabalho fisioterapêutico é fundamental tanto logo após a amputação como mais tarde com o encaminhamento específico para centros de treinamento para deficientes.

O convívio em um grupo de iguais que não estavam passando pela situação de doença aparentemente auxiliou muitos no retorno à sociedade, principalmente os adolescentes. As crianças pequenas pareceram se adaptar mais rapidamente à perda e, quando não tinham pais demasiadamente protetores, investiram mais na busca de autonomia. Não se pode esquecer, em caso da amputação por situação oncológica, da sobreposição de situações e de que o medo da perda do filho permanecia muito presente, o que dificultava a liberação do filho para experimentar situações de risco.

Para finalizar, diante da subjetividade e da individualidade de cada paciente, considerei importante estabelecer o seguinte roteiro de atendimento para os casos de amputação:

1. Esclarecimentos junto à equipe de ortopedia sobre a cirurgia, inclusive participando de sessões conjuntas com o cirurgião e a família na presença do paciente.
2. Atendimento individual ao paciente. Caso ele não permitisse, o atendimento era feito em conjunto com a figura familiar que prestava o maior suporte. No atendimento era aberto um espaço para a expressão emocional e a liberação de sentimentos de tristeza, medo e pesar.
3. Apresentação de fotos de outros pacientes amputados, se o paciente permitisse. Caso contrário, mas havendo o desejo do familiar de vê-las, as fotos seriam mostradas. Seguia-se a apresentação de fotos daqueles que optaram pelo uso da prótese ou não. Nessa etapa se falava sobre o serviço de fisioterapia e sua ajuda naquele momento.
4. Novo atendimento ao paciente, que normalmente conseguia trazer perguntas para esclarecer suas dúvidas. Aqui surgiam as perguntas sobre aspectos funcionais, como: "Vou poder andar de bicicleta?" Algumas perguntas eram anotadas para uma possível discussão com a equipe (principalmente a cirúrgica e a de fisioterapia).
5. Disponibilidade para dar suporte à família, caso ela conseguisse se afastar do filho para atendimento individual em que eram solicitados desenhos e oferecido um espaço para a fala sobre as possibilidades funcionais do filho após a cirurgia.

6. Apresentação de possíveis rituais, caso se percebesse a necessidade.
7. Acompanhamento pré e transcirúrgico.
8. Acompanhamento mais sistemático aos familiares no pós-cirúrgico, visto que o paciente ainda se encontrava na fase de torpor descrita por Parkes e o familiar finalmente visualizava a perda real, expressando reações mais intensas.
9. Disponibilizava-se o acompanhamento psicológico ambulatorial.

Como Parkes[12], acreditamos que "uma preparação antecipatória pode ser útil, de maneira a permitir um quadro realista do novo mundo a ser construído antes da destruição do velho, assim como pode ser útil o apoio durante esse período de transição, para que o trabalho de luto que for necessário seja facilitado, com a eventual aceitação da perda" (p. 243).

De modo a confirmar essa colocação, deixo registrados dois desenhos de adolescentes feitos 1 ano após a amputação. O primeiro (Figura 3.12) ressaltou a mesma fazenda antes abalada pelo processo de amputação (Figura 3.1) e que agora se encontra cheia de movimento e vida, ainda que observada de forma ameaçadora por um leão que poderia simbolizar a possibilidade de recidiva tão presente no paciente oncológico.

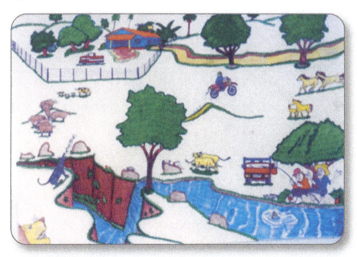

Figura 3.12

No segundo desenho (Figura 3.13) podem ser percebidos o reforço na região da boca, a manutenção do sorriso e a permanência da oralidade tão evidente no melancólico que ainda se ressente pelas perdas do passado.

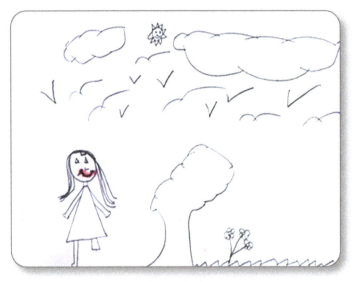

Figura 3.13

4

O Atendimento à Criança com Tumor Cerebral
(Suporte psicológico)

Escrever sobre a intervenção psicológica em pacientes com tumor cerebral não é fácil porque inicialmente, durante todos os anos de trabalho, tive de aprender a lidar com uma série de impossibilidades no atendimento prestado a essas crianças. Essas impossibilidades me levaram a construir um modelo de intervenção próprio, já que eu não contava com uma ampla bibliografia sobre as particularidades emocionais do familiar e da criança com tumor cerebral e especialmente sobre a impotência dos profissionais diante de um quadro de avanço tão rápido e com perdas tão significativas para a criança, no sentido de reduzir consideravelmente sua capacidade de interação com o meio, principalmente no início da doença. Costumo estabelecer o primeiro contato com essas crianças após a primeira intervenção cirúrgica e me defronto com as seguintes dificuldades:

- A sobreposição de situações: é um tumor cerebral e é um câncer; um é desconhecido e o outro é estigmatizado. O familiar tem de lidar com perdas atuais concretas diante dos sintomas causados pelo tumor e com a aspereza e o peso da palavra câncer.
- Familiares funcionando como barreira para o contato com a criança, pois, em virtude da rapidez com que o quadro se instala, não há tempo para uma reestruturação cognitiva diante da nova situação e é característica do ser humano se recolher

ou regredir em face de situações desconhecidas, o que dificulta ainda mais a participação de um terceiro elemento que não seja o médico.
- O grande desconhecimento dos familiares sobre a responsabilidade do cérebro no controle de todas as partes do organismo, o que também dificulta a compreensão de como um tumor às vezes tão bem localizado (na cabeça) pode lesar áreas tão distantes, como os membros inferiores, e principalmente a sensação de que, se estivessem mais atentos aos movimentos físicos do filho, talvez impedissem mais rapidamente a instalação de perdas tão severas (visão, fala etc.).
- A cirurgia e suas sequelas aumentam o sentimento de insegurança dos pais, pois aceleram ainda mais as modificações corporais e estéticas do "filho de ontem em relação ao filho de hoje", aumentando as defesas dos familiares e dificultando o contato com a criança de agora, a ponto de alguns colocarem no quarto muitas fotos da criança antes de adoecer na tentativa de manter a esperança na recuperação do filho, mas que muitas vezes os impede de vivenciar o contato com esse filho no momento atual.
- Uma criança com problemas diversos, dentre eles a dificuldade na movimentação dos membros, na linguagem, na deglutição, na visão ou na capacidade cognitiva, e que se irrita com sons que não sejam produzidos por ela, exige um trabalho mais individualizado e que difere totalmente do realizado com as crianças que apresentam outros tipos de câncer, que respondem muito bem e se mostram mais motivadas no trabalho em grupo.
- A pequena possibilidade de utilizar o desenho como instrumento diagnóstico, visto que, em razão das perdas motoras, essas crianças se inibem ou se irritam com o desenho, o qual torna ainda mais evidente sua sequela motora.
- O reaparecimento de um estado psicológico materno descrito por Winnicott (1956)[1] como "preocupação materna primária", que acontece com muitas mulheres durante e principalmente ao final da gravidez e que poderia ser comparado a um estado retraído ou dissociado, a uma fuga ou até mesmo a uma

perturbação em um nível profundo. Nesse estado, a mãe apresenta uma sensibilidade exacerbada, quase uma doença, no intuito de proteger o bebê das reações à invasão. Essa "doença normal" possibilita uma adaptação sensível e delicada às necessidades do bebê nos primeiros momentos, fornecendo um contexto para que a constituição da criança comece a se manifestar, para que as tendências ao desenvolvimento comecem a se desdobrar e para que o bebê passe a experimentar movimentos espontâneos e se torne dono das sensações correspondentes a essa etapa inicial da vida. Trata-se de um movimento natural em situações normais do desenvolvimento infantil, mas que pode dificultar muito o trabalho dos psicólogos e fisioterapeutas quando aparece na relação da mãe com a criança com tumor cerebral, principalmente no estágio de reabilitação, pois as perdas motoras reeditam na mãe esse cuidado inicial (preocupação materna primária), levando-a algumas vezes a assumir uma atitude fusionada com a criança e dificultando as expressões de autonomia, voltando ao trato com a criança como se ela fosse um bebê, inclusive do ponto de vista cognitivo, como exemplificado pela fala da mãe de uma adolescente com tumor cerebral[2]:

Houve uma mudança, não vou te falar que é bom você ver dar banho na sua filha, ela depender de você, mas é bom você aprender como lidar, porque você sabe, sabe o horário certo de dar banho. Ela voltou a ser meu bebê de antes, tá entendendo?! (Se emociona.) Tudo que eu tinha esquecido de fazer, assim, depois que cresce você já não sabe mais, eu nem sei mais, nem sabia trocar uma fralda! Colocava fralda na (nome da filha) até errada! Até aprender a higienização! Tudo é um bebê!

O que fazer diante de tantas dificuldades?

Compreende-se que possam existir dificuldades entre alguns profissionais, como médicos, assistentes sociais, fonoaudiólogos e psicólogos, diante do tratamento de crianças com tumor cerebral. Essas crianças, em virtude de sua doença, apresentam respostas verbais ou não verbais reduzidas ou inexistentes, principalmente para a equipe, mas também para a família. Alguns pacientes conseguem responder com o olhar ou com a fala, mas ainda assim de maneira desorganizada, em razão do comprometimento da memória e da linguagem. São evidentes a frustração e o cansaço da equipe, bem como dos cuidadores, em sua maioria mães que estão presas a uma funcionalidade técnica e preocupadas com a manutenção da qualidade de vida de seus filhos.

Como auxiliar ainda mais essa mãe/acompanhante?[3]

Separei alguns exemplos de prerrogativas que fui construindo na relação com essas mães/acompanhantes:

- Fazer um trabalho de maternagem com a figura materna ou cuidadora, ou seja, operar na compreensão da situação, na observação dos componentes frágeis e dolorosos e não tentar modificá-los, mas integrá-los à realidade do sujeito, como faria uma boa mãe com seu filho[4]. Reforçar as habilidades técnicas do cuidado materno, mas destacar a importância de conversar com o filho, respeitando sua idade cronológica, para não aumentar sua atitude de passividade e regressão diante da doença.
- Dirigir-se e se apresentar à criança sempre que entrar no quarto, mesmo que a conversa seja apenas com o familiar, no intuito de inseri-la e contextualizá-la quanto ao que está acontecendo à sua volta.
- Resgatar com os familiares o conceito de reabilitação como um "processo pelo qual um paciente se adapta a uma deficiência, aprendendo a integrar todos os seus recursos e a se concentrar mais nas habilidades existentes do que nas deficiências permanentes com as quais deve viver. Envolve a reorientação dos valores do paciente"[5]. Cabe lembrar que a palavra processo deriva do latim e quer dizer "ir avante". Ribeiro[6] destaca que processo, no ser humano, é todo movimento existencial com um sentido de mudança e tem duas características básicas: algo de permanente e algo de transitório[6]. Diante da impossibilidade, em casos de tumores cerebrais, de se definir o que é permanente ou transitório, sugere-se à família "aprender a encarar cada pequena vitória como uma grande conquista, vivendo um dia de cada vez, sem querer adivinhar como estarão no futuro"[7].

- Quando a criança estabelecer o vínculo com o profissional psicólogo, promover atendimentos individuais sem a presença dos pais, reforçando assim sua autoconfiança.
- Restabelecer com a criança o desejo de desenhar, mostrando-lhe que seu traço motor ainda pode ser uma forma de expressão mesmo que não esteja adequado, pois o que importa é o conteúdo a ele associado.
- Destacar para o familiar e a criança a importância do trabalho em equipe, valorizando os conselhos dados por cada profissional e os auxiliando a determinar "as perguntas certas para as pessoas certas", na tentativa de fazê-los acompanhar o processo de tratamento.
- Para exemplificar a multiplicidade de profissionais atuantes, tenho um desenho solicitado por uma criança com tumor cerebral para a mãe e que exibia, dentro de um imenso coração, todas as pessoas que a atendiam, com o grande título de "Pessoas que amo" (Figura 4.1).

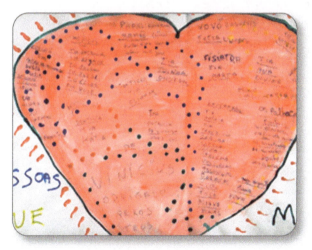

Figura 4.1

- Construir materiais que possibilitem a expressão não verbal. As técnicas normalmente utilizadas incluem folhas plastificadas com frases simples, gravuras, palavras e o alfabeto. Hoje, o uso do *tablet* torna essa comunicação muito mais eficiente.

- Manter interconsultas com a equipe na tentativa de estabelecer uma linguagem comum, operacionalizando o trabalho diante das necessidades globais do paciente e de seu familiar.
- Trabalhar o meu forte sentimento de impotência.

Como o paciente com tumor cerebral mobiliza muitos aspectos na equipe, preparo e estudo são cada vez mais necessários para auxiliar essas mães nesse momento. Principalmente, não se deve associar a morte aos casos em que há sequelas físicas; é preciso ver a vida que ainda está ali. Nesse sentido, é sempre importante incluir as crianças/adolescentes e as mães na comemoração de aniversários e em eventos de animação hospitalar, entre outros. Se antes havia dúvida quanto à adequação dessas intervenções, percebe-se hoje, a partir da escuta apurada dessas mães, o quanto é importante associar essas crianças e adolescentes às dinâmicas de mobilização e recreação dentro do ambiente hospitalar.

Vale finalizar com uma história elaborada por uma criança portadora de tumor cerebral que revela essa resiliência típica tanto das crianças como de seus familiares. Eles reagem em busca da comunicação, seja com a equipe, seja com a troca entre mãe e filho(a). A mãe de um filho com sequelas importantes tenta ressignificar os pequenos gestos, movimentos e sons para assim renascer para a vida e continuar.

A MONTANHA

Era uma vez uma montanha muito bonita. Tinha muitas flores, árvores, animais. Um belo dia dois homens subiram na montanha e cortaram as árvores, arrancaram as flores e colocaram fogo na montanha e os animais que tinham na montanha correram para o outro lado da montanha e eles ficaram muito tristes e até alguns morreram. Mas os animais eram fortes e um dos animais teve uma ideia: "Vamos mandar aqueles homens dar um jeito e apagar o fogo." No fim deu tudo certo. O fogo apagou e a montanha ficou muito feia, mas com o tempo a montanha foi ficando bonita de novo e as árvores e flores cresceram bonitas e os homens se arrependeram do que fizeram. E Deus ficou muito feliz e mandou uma chuva sobre a montanha e as flores e as árvores cresceram e as árvores deram muitos frutos e os bichos viveram felizes para sempre. E os dois homens nunca mais voltaram na montanha.

5

O que se Espera na Sala de Espera?[1]

Quando eu era pequena, minha mãe sempre pedia para eu ficar com as visitas na sala de estar até que um adulto pudesse vir atendê-las. Éramos três irmãs e sempre arrumávamos um jeito de nos livrar dessa tarefa; tínhamos, portanto, a opção de não estarmos lá – conseguíamos "não estar na sala de estar", para grande insatisfação de minha mãe, que não conseguia de maneira alguma impor bons modos às suas meninas.

Lembrei-me disso quando me dispus a escrever sobre a Sala de Espera, aqui com letra maiúscula por eu me surpreender cada vez mais com sua vida própria. Ela respira e transpira todas as preocupações, alegrias, tristezas, adequações e inadequações dos transeuntes. Diferentemente das antigas salas de estar, não oferece a opção de não se estar lá. Principalmente no âmbito da saúde, temos mesmo de esperar. Para um bom psicólogo esse é o lugar ideal para exercitar a capacidade de observação para posteriormente traçar todo o instrumental de ajuda.

Digo ajuda porque não estou falando de qualquer sala de espera, mas especificamente da sala de espera de um setor de Pediatria Oncológica, normalmente repleta de muitos questionamentos, como: "Meu cabelo vai cair?"; "Vou ter que tirar a perna?"; "Só fica aqui (referindo-se ao hospital) quem tem câncer?"; "Apareceu um carocinho nela e eu trouxe pra cá; será que eu deveria ter ido para o Hospital da Criança?"; "Eu vou morrer?"; "Se Deus quiser, não vai ser nada!"; "Me falaram que leucemia é muito grave, que não tem cura"; "Falei pra ele (referindo-se ao filho) que tô chorando por causa de dinheiro, mas não é não". Essas são algumas das verbalizações de pacientes e acompanhantes enquanto aguardam a primeira consulta na Sala de Espera, as quais parecem ilustrar as dúvidas e os temores de se ver pela primeira vez em uma ala de Pediatria Oncológica. Além dessas expressões, alguns comportamentos podem ser observados, como ficar quietinho em um canto, permanecer de pé com cara de espanto mesmo com cadeiras disponíveis para sentar ou chorar[2].

Era visível para mim a necessidade de um trabalho psicológico mais sistemático nesse ambiente, o que se tornou possível a partir do trabalho conjunto com várias estagiárias de Psicologia que passaram pelo serviço. Para muitas delas o trabalho apresentou extrema dificuldade, principalmente porque ainda não haviam se formado, mas com certeza as ajudou a confiar mais na capacidade de observação e escuta e, principalmente, a acreditar no quanto a escuta ativa funciona por si só como instrumento terapêutico, exercitando a capacidade de estabelecer um comportamento empático, ou seja, de "estar com".

Assim, tínhamos a possibilidade de atender à demanda das crianças e adolescentes internados e ao mesmo tempo reduzir o desconforto emocional inerente à espera dos pacientes e acompanhantes. Paralelamente, eu ensinava as futuras psicólogas a esperar, a não serem invasivas, a abrirem o espaço para o outro comparecer e se dispor a falar.

A partir daí, sempre que possível, o serviço de Psicologia da Pediatria desenvolvia atividades em Sala de Espera, utilizando diversos materiais lúdicos, como brinquedos, revistas e gibis, massas de modelar, papéis, lápis, giz de cera e materiais hospitalares, como seringa, estetoscópio e palitos para exames de garganta, entre outros.

Uma estagiária de Psicologia, após algumas semanas de muita angústia no trabalho de Sala de Espera, pôde finalmente concluir: "O que conta é muito mais o tipo de contato que temos com as crianças. A participação delas nas atividades depende muito do modo como 'chegamos' nelas, como as tratamos. A atividade em si muitas vezes parece que é o de menos, parece que o que importa para elas é muito mais 'tem alguém me ouvindo, me vendo' do que 'tem alguém me dando um desenho'".

As profissionais do serviço de Psicologia se apresentavam e convidavam pacientes e acompanhantes para alguma atividade, como colorir, desenhar as pessoas que conheceram no hospital, conversar sobre instrumentos médicos ou desenhar o que quisessem. As atividades são recursos por meio dos quais as profissionais dão suporte emocional àqueles que parecem demonstrar reações mais emergenciais. "O espaço da Sala de Espera é fundamental no sentido de dar um acolhimento geral, suporte, esclarecimento, amenizar a ansiedade, a depressão, o medo. E aliviar a espera."[3]

Um estudo realizado na Sala de Espera da Pediatria do hospital demonstrou como a construção e o fortalecimento das relações de vínculo nesse ambiente promoveram melhoras nos pacientes, nos familiares e na própria instituição. Esse espaço tem se mostrado o melhor lugar para estabelecer vínculos, além de ser o primeiro local em que tanto os pacientes como os acompanhantes têm contato com alguém da equipe de Oncologia (secretária, faxineira, psicóloga, musicoterapeuta, professoras, voluntários ou enfermeiros). Trata-se de um espaço de escuta psicológica para que os pacientes otimizem o tempo de espera para a consulta médica, transformando-o em um momento de reflexão sobre o processo saúde-doença[4].

Essa ajuda na chegada ao hospital parece ser importante não só para aqueles que precisam passar por um processo de hospitalização, mas para qualquer tipo de atendimento, como a primeira consulta, por exemplo, uma vez que a experiência mostra que existe uma tensão em relação à primeira consulta por conta da possibilidade de confirmação do diagnóstico de câncer[5].

Enquanto psicólogas, buscávamos fazer uma investigação prévia da estrutura da criança e do familiar para o enfrentamento das situações de tratamento, mas não deixávamos de valorizar os serviços existentes, como o tão esperado "chazinho" servido pelos voluntários ou a recreação do Projeto Vitória, que nos ajudavam a acolher – "palavrinha mágica" – em momentos de tensão e espera.

A principal função da Psicologia nesse espaço é observar de que modo a criança que está aguardando o atendimento se posiciona como sujeito ou objeto na relação com o ambiente e, principalmente, com os pais. Colocar-se como sujeito significa, dentre outras coisas, posicionar-se em relação a seu desejo e não apenas se mostrar passivo durante toda a situação de tratamento. O uso de materiais plásticos tem o objetivo único de oferecer a essa criança a possibilidade de expressão e ressignificação da demanda institucional ("Obedeça ao tratamento!") e da demanda desesperada dos pais ("Não morra!"), ambas imperativas. Nesse meio se encontra uma criança espremida, despossuída de seu corpo e muitas vezes impossibilitada de falar sobre ele, esmagada pelo número excessivo de demandas que lhe são impostas.

A psicóloga ali presente tenta introduzir o silêncio, uma não demanda, uma espera que confronta a criança com algo inédito – um adulto que não é imperativo, que ainda que seja colocado por ela na posição de mestre não ensina, nada pede, a não ser que a criança ocupe um lugar[6].

Certa vez atendi uma criança de 8 anos de idade que, após a produção de um desenho específico no grupo de Sala de Espera, adentrou o consultório médico com um desenho totalmente em vermelho e disse: "Doutora, eu já posso internar, o meu sangue subiu." Essa conscientização, pela fala, daquilo que é sentido corporalmente funciona como elemento redutor de ansiedades, medos e "não ditos" dentro da realidade hospitalar, e a convivência em grupo permite se solidarizar com o colega também hospitalizado, ao mesmo tempo que reforça as características individuais.

O trabalho era difícil, pois lidávamos com um grupo heterogêneo, rotativo, de crianças de idades variadas, em diferentes fases do processo de tratamento e de diversas regiões do país e até mesmo do mundo. Ao mesmo tempo, era enriquecedor chegar com um saco de fantoches e ver uma criança passar a falar espontaneamente de sua "cirurgia no ombro", ressignificando sua experiência com o grupo ou simplesmente com um outro e se posicionando diante das intempéries da vida.

Apesar de não conseguir "estar na sala de estar" quando eu era criança, como adulta consegui desenvolver algo bem estável na Sala de Espera. Como diria Fernando Pessoa[7]: "Se a vida [não] nos deu mais do que uma cela de reclusão, façamos por ornamentá-la, ainda que mais não seja com as sombras de nossos sonhos."

Acho que minha mãe ficaria feliz com a mulher que ela me ajudou a ser.

6

O Auxílio às Famílias com Perdas Antecipadas

Terezinha de Jesus
De uma queda foi ao chão
Acudiram três cavalheiros
Todos três, chapéu na mão.

A morte é concretamente inadaptável para o homem, sendo essa uma ideia traumática. Jamais a técnica do saber poderá adiar a morte ou penetrar o interior de seu domínio. De acordo com Ferreira[1], o ser humano "só pode adaptá-la magicamente e só pode humanizá-la miticamente". O mágico nos dá a ilusão de que será rápida e passageira e o mítico nos permite representar algo irrepresentável.

Quando nas histórias infantis, músicas ou contos populares somos incessantemente confrontados com o número três, inconscientemente estamos nos preparando para aceitar que um raio pode, sim, cair sobre a mesma árvore e que situações difíceis podem se repetir. No entanto, somos ao mesmo tempo levados a pensar que tudo vai passar, resolvendo-se ou, de forma mágica, chegando a um final catarticamente feliz.

Do mesmo modo, quando nos confrontamos com representações da morte em gibis, também não as rejeitamos; muito pelo contrário, isso parece ser aceito de maneira bastante natural pelas crianças, demonstrando inclusive uma habilidade fantástica de alguns autores, como Maurício de Souza[2], que acrescenta comicidade às tirinhas quando apresenta a Dona Morte junto à Turma do Penadinho, destacando mais o humor do que o medo ou a dor.

De acordo com Walsh e McGoldrick[3], o pensamento diretamente direcionado a respeito da morte ou o pensamento indireto de se manter vivo e evitar a morte ocupa mais o tempo do ser humano do que qualquer outro tema. De uma perspectiva familiar sistêmica, a perda envolve o falecido e os sobreviventes em um ciclo de vida comum, reconhecendo tanto a realidade da morte como a continuidade da vida. Contudo, a tarefa mais difícil que uma família pode enfrentar em sua vida é atingir o equilíbrio nesse processo.

Pretendo discutir aqui estratégias efetivas de enfrentamento para lidar com a ameaça de perda, uma vez que essa possibilidade tem um impacto perturbador sobre o equilíbrio da família, sendo a intensidade da reação emocional guiada pelo nível de integração emocional da família no momento dessa vivência e pela importância funcional do membro a ser perdido.

Assim, uma família mais integrada pode expressar reações mais explícitas no momento da perda, mas pode se adaptar rapidamente, ao contrário de uma família menos integrada, que pode demonstrar pouca reação imediata, mas responder posteriormente com problemas físicos ou emocionais[4]. Tudo se sustenta na comunicação, e falar sobre as situações difíceis também fortalece a jornada. Integrar a morte à vida que continua é, portanto, fundamental, apesar dos parcos suportes culturais que permitem que isso aconteça.

"Soltai as palavras tristes", escreveu Shakespeare, "as penas que não falam sufocam o coração extenuado e fazem-no aquebrantar."

A experiência de antecipação da perda envolve uma gama de respostas emocionais antecipadas, desde a ansiedade de separação a sentimentos mais simples, como tristeza, desapontamento, raiva, ressentimento, culpa, exaustão, ou até mesmo o desespero total. São necessárias frequentes reestruturações cognitivas com os cuidadores no sentido de fazê-los perceber que muitos dos problemas já estavam lá muito antes da situação de doença e hospitalização. Seguem dois exemplos de possibilidades de intervenção:

O Auxílio às Famílias com Perdas Antecipadas

EXEMPLO 1

Na porta da sala de quimioterapia a estagiária presenciou a mãe de K. falando para ela "parar de sofrer antes do tempo". A estagiária, sabendo do histórico de "sofrer antes do tempo" da mãe da menina, perguntou a K. se ela conhecia alguém que era daquele jeito. A mãe imediatamente respondeu: "A mãe" – a criança não falou nada. A estagiária falou: "Ah, então tá explicado." A mãe concordou e riu, desarmando-se.

(K. [8 anos], rabdomiossarcoma)

EXEMPLO 2

Fala da mãe: "É, né, tem cura então. Mas ele não aceita ficar aqui, ele fala que não tá doente, que o povo daqui quer que ele fique doente. Ele não quer sair do quarto, não quer conversar, e também não quer que eu saia do quarto e nem que eu converse; quer que eu fique do lado dele o dia inteiro, sem conversar, sem atender o celular, sem fazer nada. Eu não estou dando conta mais disso, eu não aguento ficar naquele quarto sozinha e sem conversar com ninguém. Eu não posso sair nem um pouquinho, nem para comprar alguma coisa pra ele lá embaixo; eu tenho medo de ele dar depressão né, porque fica lá sem sair, sem conversar com ninguém."

E então a estagiária faz a perguntinha mágica:

Estagiária: "E como era antes lá na sua casa?"

Mãe: "Ele sempre foi muito apegado comigo, ele faz tudo pra mim e comigo. Eu tenho um comércio, e é ele que fica comigo lá a tarde inteira. Ele chega da escola e já vai pra lá ficar comigo. Se por exemplo o pai dele ou os amigos dele chamam ele para ir comer pizza ou sair, primeiro ele pergunta se eu vou, aí se eu falar que estou cansada e que não quero ir, que ele pode ir, aí ele manda o pai dele ir e trazer e fala que não vai, que vai ficar comigo. Eu tenho diabetes seríssima, sabe, agora está controlada, tem seis meses que eu não passo, mal graças a Deus, mas eu tomo muito remédio, e quando dá as crises eu desmaio, meu cérebro incha, eu tenho que internar. Aí, sempre é ele que cuida de mim. Ele que sabe os horários dos meus remédios, qual remédio que eu tenho que tomar naquele horário. Quando ele não está comigo, ele me liga pra perguntar se eu tomei o remédio. Teve um dia que eu passei mal e ele tinha ido com muito custo jogar futebol com os amigos dele, aí o povo ligou pra ele pra saber qual remédio que eu tinha que tomar e o que tinha que fazer, aí ele que fez tudo. Ele que cuida de mim. Teve outra vez que ele viajou pra casa da tia dele pra ficar vinte dias e não deu conta. Quando tinha nem uma semana ele começou a entrar em depressão, não queria sair do quarto e só ficava chorando pra vir embora. Aí o tio dele trouxe ele e disse que veio a viagem inteira chorando por causa de mim, e quando chegou falou que nunca mais ia sair e me deixar."

(Filho adolescente em tratamento de leucemia – LLA)[5]

É evidente que essa mãe não percebia o funcionamento fusionado da díade mãe-filho independentemente da situação de tratamento e do diagnóstico oncológico. Muito a se trabalhar!

Grande parte da literatura sobre a perda tem enfocado o luto na fase terminal das doenças, quando a perda é iminente e certa, negligenciando os enormes desafios enfrentados pelas famílias que convivem com a incerteza em face da tragédia, ao mesmo tempo que precisam manter a esperança[6]. Os lutos são, portanto, cotidianos.

EXEMPLO 3

Fala de um pai: "Durante todas as dificuldades do tratamento, o que mais me confortava é que sempre havia uma criança em pior estado do que a minha. Hoje nós somos os piores."

(Pai de uma menina de 6 anos, portadora de LLA, em processo terminal.)

É essencial diferenciar a perspectiva da perda inevitável no estágio terminal de uma doença da consciência da possibilidade de perda num momento mais anterior. É importante, também, avaliar a ansiedade dos membros da família a respeito da incapacitação e do sofrimento como distinta da morte. Convém investigar o esforço que a família está fazendo para a inclusão vital de um paciente em vias de se tornar incapacitado ou morrer e ao mesmo tempo manter a integração familiar.

É compreensível que a perda futura toque mais de perto a possibilidade de nossa própria mortalidade. Falar de perdas anteriores da família e ainda não resolvidas parece um pouco menos angustiante.

EXEMPLO 4

Fala de uma mãe[10]: "E eu tenho muito medo de perder ele, porque eu quase perdi meu outro filho quando ele tinha dez meses. Ele teve rubéola, quase morreu, mas não deixou sequela não, ele só é devagar para aprender as coisas, mas quando aprende vai embora e não esquece mais. Aí é que eu fico pensando: eu sou forte! Eu consegui com o outro e com esse eu também vou conseguir, as minhas palavras têm poder, e nós vamos sair dessa, aí é que me dá força."

(Mãe de um adolescente de 13 anos, LLA, em tratamento.)

Em Pediatria Oncológica, a espera pela primeira consulta pode muitas vezes estar relacionada à confirmação do diagnóstico de câncer, que, segundo Valle[11], "é um tempo de catástrofe, de incertezas, de sentimentos de angústia diante da possibilidade de morte". Permeiam esse contexto as ideias relacionadas ao câncer[12]: (a) o câncer é sinônimo de morte; (b) o câncer é algo que ataca do exterior e não há como controlá-lo; (c) o tratamento – seja por radioterapia, quimioterapia ou cirurgia – é drástico e negativo e quase sempre tem efeitos colaterais desagradáveis.

Pesquisa realizada pelo INCA[13] confirma essas ideias relacionadas ao câncer. Ao responder a pergunta "Quando você pensa em câncer, qual é a palavra que vem à sua cabeça?", a maioria dos entrevistados lançou mão de termos que remetem à morte e a emoções negativas, como tristeza, dor, medo e maldição. Em Goiânia, 50% das respostas definiam o câncer como morte e doença sem cura, percentual que chegou a 43% na cidade de São Paulo. Em Porto Alegre, 53,3% dos entrevistados citaram emoções negativas, como sofrimento, perda e desespero. No Rio de Janeiro e em Belo Horizonte também foi alto o percentual de entrevistados que citaram termos como pavor, amargura e desgraça – 48,5% e 48,2%, respectivamente.

Pacientes e famílias que lidam com os mesmos distúrbios podem desenvolver relacionamentos significativos até mesmo nas salas de espera.

A progressão, a reincidência ou a morte de outro paciente pode despertar temores de "Será que vou (vamos) ser o(s)próximo(s)?" e baixar o moral da família.

É de suma importância que os clínicos se mantenham informados sobre esses fatos e ofereçam consultas e apoio a essas famílias.

> [...] A fronteira entre a fase crônica e a terminal, quando a morte não é mais um "se", mas uma inevitabilidade, é muitas vezes tênue. Quando um paciente entra na fase terminal, sua única dúvida, e a de sua família, é quanto tempo lhes resta para que possam se preparar[14].

Todo o aparato médico e o imperativo da filosofia médica de manter a vida a qualquer custo até esgotar todas as possibilidades podem com frequência reverter ou adiar essas transições ditas "naturais". "Vamos esperar para ver", fala muito presente no discurso de alguns médicos, não é o mesmo que afirmar para a família que apenas cuidados paliativos estão sendo oferecidos e que nenhum outro investimento curativo será possível.

A morte assistida é uma oportunidade de se confrontar com os medos catastróficos da perda. A ameaça da perda e a fragilidade da perspectiva de vida oferecem às famílias uma oportunidade de voltar a questões não resolvidas e desenvolver relacionamentos mais imediatos e carinhosos. Assim, a ameaça da perda aumenta a consciência da família de que é possível que algumas reuniões sejam as últimas em que todos estejam presentes[15].

Temos aqui um problema fundamental: como manter a qualidade de vida agora e entre o agora e o amanhã?

A atitude de escuta facilitará nossa compreensão de suas vidas e permitirá uma maior aproximação e um maior entendimento de suas reações ao estresse decorrente da doença, do tratamento e do confronto com a ameaça de morte. É importante que a família compartilhe os momentos difíceis e vivencie a experiência de ter sido deixada para trás, ou seja, existem situações e percursos que serão individuais e, ainda que compartilhados com um profissional, a travessia é única.

Certa vez uma mãe comentou que tinha trauma da sala de Psicologia, que em outra ocasião em que seu filho estivera doente ela gostaria que, quando saísse da sala, os problemas ficassem lá, mas não era o que acontecia: "Os problemas saíam comigo." Ressaltou que não quis falar com a psicóloga ao ficar sabendo da recidiva, pois ela não resolveria seus problemas. Disse que havia percebido que ninguém resolveria seus problemas e que antes, no primeiro tratamento do filho, não pensava assim. A estagiária ressaltou o lado positivo de ela ter percebido que ninguém resolveria seus problemas e que eles também não ficariam na sala de Psicologia, nem em qualquer outro lugar, mas que o serviço estaria sempre disponível para compartilhar os problemas. A mãe confirmou e acrescentou a palavra "confortar", e a estagiária concordou.

Para Freud[16], "uma situação de perigo é uma situação reconhecida, lembrada e esperada de desamparo. A ansiedade é a reação original ao desamparo no trauma, sendo reproduzida depois da situação de perigo como um sinal de busca de ajuda".

Assim como a criança em tratamento espera contar com um vínculo de confiança – não de cura –, um contrato de não abandono por parte dos adultos que a cercam[17], os familiares também aguardam esse compartilhamento, essa vivência de morte assistida, seja imediata ou não.

7

Os Desafios do Profissional diante do Paciente com Câncer e de seus Familiares: da Teoria à Prática

Embora o tratamento médico para as doenças crônicas tenha evoluído e as taxas de sobrevivência tenham aumentado de maneira significativa, em geral a criança ainda precisa passar por procedimentos médicos aversivos, hospitalizações e o agravamento de sua condição física[1].

Como a doença crônica é caracterizada por um curso demorado, progressão, necessidade de tratamentos prolongados e o impacto na capacidade funcional, as frustrações diante das expectativas impostas pelo ambiente são inúmeras tanto para a equipe como para o paciente e sua família.

É importante que os diversos profissionais percebam que muitas vezes, em um movimento de defesa ante tamanho sofrimento, a equipe começa a atuar apenas no nível da motivação e superação das perdas junto aos familiares e pacientes no intuito de mobilizar recursos compensatórios de modo a agilizar os processos internos de enfrentamento, impossibilitando, algumas vezes, que o paciente e os familiares expressem a dor e que a partir daí possam, sim, criar em cima desse novo real que lhes é imposto.

O espaço para expressão da dor é principalmente ocupado pelo profissional de saúde mental, normalmente o psicólogo. No entanto, quanto mais rápido esse espaço seja oferecido à família ou ocupado por qualquer outro membro da equipe com competência para isso, mais cedo a família começará a reconstruir formas cognitivas de enfrentamento das novas situações.

Segundo Góngora[2], no processo de intervenção psicológica destinado às famílias que têm um de seus membros doente, três subsistemas estariam interagindo. São eles: o paciente e sua enfermidade, a família e sua rede social e os serviços de saúde. A intervenção deve, portanto, ser orientada para o que ocorre em cada um e entre esses subsistemas.

Essa é a principal dificuldade justamente porque em nosso sistema de saúde as situações fogem à nossa capacidade de subjetivação: desde a morosidade nas políticas públicas de saúde até a pouca proatividade de alguns pacientes que se acomodam à espera da resolução de determinadas situações, desconhecendo o funcionamento do todo em que estão inseridos. Vemos, portanto, atrasos na evolução do tratamento tanto em razão da burocracia nas políticas públicas como por esquecimentos do paciente de ter sempre em mãos os exames arduamente conseguidos.

Contudo, de algum modo encontramos inevitavelmente com a instituição família. Entendam-se aqui por instituição as diferentes formações discursivas que adquiriram valor de verdade. Assim, podemos dizer que são muitas as instituições que mediam um encontro familiar. Segundo Sluzki[3], estudamos a família porque a vemos, e a vemos porque a evocamos com nossos modelos e nosso interrogatório. No presente, assim como em qualquer outra época, vivemos imersos em redes múltiplas, complexas e em evolução, dentre as quais extraímos a família quando perguntamos, por exemplo, "Quem faz parte de sua família?", evocando assim, tanto em nós como em nosso interlocutor, conjuntos consensuais, legais, culturais e, às vezes, emocionais.

Na prática clínica, a fronteira da rede pode ser estabelecida por meio de perguntas destinadas a definir seus integrantes, como, por exemplo: "Quem são as pessoas importantes de sua vida?"; "Com quem você conversou, ou encontrou, nessa última semana?"; "Quando você está com vontade de visitar alguém, para quem você liga?"; "Quem tem, ou poderia ter, um ombro para você chorar?", ou "Com quem você se encontra regularmente?".

Sabe-se que o tipo predominante de intercâmbio entre os membros da rede determina suas funções, que variam desde a companhia social, o apoio emocional, o guia cognitivo e de conselhos, a regulação social, até a ajuda material e de serviços importantes àquele grupo no momento de encontro.

Mas, o que é um encontro?

O encontro é o ato de encontrar, e encontrar é deparar com, achar, dar com, atinar com, descobrir, achegar, unir, mas também opor-se a, contrariar, chocar-se com[4].

Onoko Campos[5] destaca que, seguindo esse raciocínio, um encontro pode ser cordial ou pode ser um rijo "encontrão". Com essa fala a autora nos alerta para o fato de um contato ter sempre um resultado incerto. Quem se contata com quem? São várias as dimensões com que lidamos no momento de decisões e conflitos no palco grupal.

Vale ressaltar isso para lembrar que para desvendar qualquer forma de manifestação mental patológica é preciso estar "advertido" e que muitas vezes a demanda hospitalar nos possibilita "encontrões" com a família, quando então o profissional tem de buscar rapidamente recursos teórico-clínicos para proceder à intervenção.

EXEMPLO 1

Ao sair do elevador, deparo com uma mãe aos prantos com um bebê no colo e acompanhada por um homem que, pelo modo de se posicionar, parecia ser seu marido. Tentando acolher sua angústia, peço que ela entre na sala da Psicologia. Ela se recusa e permanece sentada. Inicio o acolhimento ali mesmo, buscando esclarecer a situação que promoveu tamanho sofrimento.

A sala estava quase vazia, apenas com outra criança ao fundo e que não se aproximava do casal. A mãe começa a relatar o quadro clínico da filha e a dura realidade exposta pela equipe. Ela fala alto e ao mesmo tempo se desdobra para manter a filha em seu colo ainda amamentando. A menina parecia ter cerca de 8 meses e mamava vorazmente. Preocupei-me em ir traduzindo para a criança a angústia da mãe, mantendo também o olhar atento ao pai.

Durante o discurso materno, vou clarificando a constituição familiar. Trata-se de um casal separado, cujo pai veio por solicitação da equipe devido a mudanças no tratamento da filha. A mãe começa a relatar os quadros de dor que a filha vivencia. Observo a criança em seu colo e estranhamente percebo que não há expressão de dor. A mãe fala que naquele momento ela estava com dor e por isso se mostrava tão inquieta. Pontuo a expressão tranquila da criança. A mãe então aponta para a outra criança, de mais ou menos 9 anos, que andava apressadamente de um lado para o outro no extremo oposto da sala de espera. Percebo meu engano e mentalmente modifico toda a dinâmica familiar montada para o atendimento, pois a criança maior ouvira todo o discurso angustiado da mãe sem nenhuma mediação tranquilizadora.

> Ao perceber a fala mais tranquila do pai, solicito que ele chame a filha para que ela também possa desfrutar do processo de atendimento. Só assim pude esquematizar como seria aquela família, pontuando para os pais a importância de acolher e proteger a filha diante de situações tão mobilizadoras. O atendimento finalmente começou a fluir.

Estar "advertido" exige conhecimento teórico para se obter a plasticidade necessária diante das inumeráveis demandas.

Referindo-se à amplificação da demanda quando a insegurança técnica é grande, Oury[6] a compara à aprendizagem da escuta dos barulhos do coração: "Se não estamos preparados, não adianta escutá-los com o estetoscópio, pois não ouvimos senão ruídos confusos." Esse comentário teórico foi confirmado na prática por uma estagiária durante a escuta psicológica em sala de espera:

> *O processo de "escuta" é um processo contínuo, não se restringindo apenas ao momento da "fala" das crianças e dos pais. Muitas coisas eu só consegui "escutar" muito tempo depois de terem sido "ditas"*[7].

Em saúde coletiva, a família sempre comparece ao encontro movida por demandas mais ou menos explícitas, munida de seu corpo e de sua singular subjetividade. Na verdade, são diferentes corpos e diferentes afetividades em jogo, e cada um enfrenta à sua maneira a dificuldade ali presente.

EXEMPLO 2

[...] O que eu vejo dói menos do que o que eu não vejo. Então, muitas coisas que estão passando aqui nesse hospital, quando eu escuto uma mãe chorar, eu tenho que ir lá presenciar, porque se eu ficar só ouvindo aquilo me machuca muito, então sou muito mais viver aquilo ali, estar ali apoiando, ajudando, do que estar só ouvindo, porque a voz machuca mais do que você estar ali apoiando, ajudando [...] É como se fechar num quarto escuro e ficar com aquele eco na sua mente.

(Pesquisa: Morte em pediatria oncológica: perspectiva daqueles que ficam. Resposta de mãe internada à pergunta "Como você se sentiu vivenciando a morte de uma criança na enfermaria do hospital?")[8]

Nessa pesquisa, 48,2% das mães entrevistadas reforçaram a importância da expressão dos sentimentos e da vivência conjunta como fatores importantes para o enfrentamento da situação.

Como dizia Fernando Pessoa[9]:

> O Universo não é uma ideia minha.
> A minha ideia do Universo é que é uma ideia minha.
> A noite não anoitece pelos meus olhos,
> A minha ideia da noite é que anoitece por meus olhos.

Lidar com as diversas dimensões de subjetividade exige competência técnica. Escutar pais que, mesmo vendo o filho com dificuldades físicas causadas pelo avanço de uma doença, ainda dão alguns passos à frente, aparentemente pouco se importando com o cansaço ou não da criança, e ao mesmo tempo conviver com a incrível capacidade empática da criança com câncer que, mesmo com o corpo deformado pelo avanço da doença, ao se deparar com o joanete no pé da psicóloga pergunta: "Dói?"

Extremos: uns que cuidam de menos, outros que se esquecem de si para cuidar.

Cabe ao psicólogo, no trabalho de equipe, promover um espaço em que "possa acontecer alguma coisa", compreendendo também que esses espaços são frequentemente locais de uma *mise-en-scène* de estados pulsionais inconscientes[10]. Trata-se de aceitar a existência de uma complementaridade também inconsciente, ou seja, ficar atento àquilo que não se fala.

Os seres humanos juntos, agrupados, possibilitam transformações em que o vínculo é fortalecido pela solidariedade, confirmando que o sujeito transforma permanentemente o meio que o transforma[11].

O dia a dia dos pacientes em tratamento do câncer é repleto de internações, consultas e exames que transformam em rotina as idas e vindas ao hospital. Para alguns familiares ocorrem a ampliação da rede social de apoio e, principalmente no caso de crianças, uma mobilização social muito maior diante do sofrimento. Infelizmente, a ampliação da rede também implica, algumas vezes, o maior julgamento social dos pais, principalmente da figura materna.

De acordo com Badinter[12], toda mulher tem um desejo de maternidade que a leva a zelar pela proteção física e moral dos filhos. Em situações de hospitalização com possibilidade de perda iminente, as cobranças se invertem e, em vez de proteger, é exigido dessa mãe liberar, deixar morrer. Assim, as mães acabam se sentindo egoístas ou envergonhadas por desejarem a manutenção da vida do filho, ainda que com sofrimento. "Somos egoístas porque nós não estamos prontas para entregar o filho da gente."[11] Na pesquisa citada, 2,1% das mães reclamaram das pressões decorrentes da representação materna exigida pela sociedade.

A relação equipe de saúde/família deve ser mediada por oferecimentos. Sirvo-me de uma imagem de Onoko Campos[13] para comparar um oferecimento à passagem de um cavalo encilhado. Nossa função é multiplicar as oportunidades para que algumas pessoas o montem. Se algumas famílias conseguirem fazer da situação de crise um processo de mudança, isso já será suficiente. Para algumas só podemos ofertar nossa diferença, nosso estranhamento como um convite para a expressão de outras formas de ser na comunidade. Cabe lembrar que tudo que é vivo resiste e que muitas famílias já inventaram formas mais eficazes de resistir. Muitas vezes sofremos na instituição por não compreendermos a causa, o objeto que aí experimentamos. É importante que decifremos aquilo que se apresenta, definindo o que é importante acolher e de que maneira fazê-lo.

As mudanças desejáveis nos encontros requerem intervenções complexas (no sentido do grande número de variáveis) e de grande investimento técnico, ético e político. Não vão acontecer somente com boa vontade, não demoram somente por causa de falhas na comunicação, nem por "falta" de humanização, mas acontecem por inevitável humanidade dos humanos ali envolvidos[14].

Experiência com um Grupo de Enfermagem em um Setor de Pediatria Oncológica
(Grupo de suporte interdisciplinar)[1]

O que fica na memória é amor.
(Adélia Prado)

A experiência nos mostra o quanto o trabalho com crianças exige uma integração intensa dos membros da equipe, uma vez que o ambiente hospitalar por si só funciona como um fator de estresse para a criança hospitalizada. Assim, é importante que todas as "falas" dos diversos profissionais sejam lúdicas, acolhedoras e carregadas de afetividade para que esse universo hospitalar se mostre mais ameno e possa ser compreendido e absorvido com mais rapidez.

Ao se manifestar e diagnosticar uma enfermidade em um paciente com uma patologia oncológica tem início um período de transtornos no que concerne ao atendimento hospitalar, aos exames, diagnóstico e tratamento, já que não apenas ele, mas também sua família se encontra de um momento para outro com sua rotina de vida totalmente alterada em função de internações, procedimentos médicos diários, enfim, da verdadeira "jornada" que pode se tornar um tratamento oncológico. Essa não é uma situação atípica, e sim muito comum em todos os hospitais. Trata-se de uma difícil realidade, porém muitos profissionais a escolhem como campo de atuação, procurando amenizar ao máximo esse momento, servindo como suporte para auxiliar essas pessoas a se tratarem ou conseguirem acompanhar seus entes queridos.

A Pediatria Oncológica aparece aqui como um local onde o apoio é global e envolve toda uma equipe interdisciplinar, que inclui assistentes sociais, enfermeiros, fisioterapeutas, médicos, musicoterapeutas, nutricionistas, odontólogos, professores, psicólogos, secretárias e voluntários.

O trabalho interdisciplinar abre espaço para a discussão dos casos, o que muito contribui para seu entendimento, de que modo a família responde ao tratamento e o que se pode fazer por esse paciente. Trabalhar na equipe interdisciplinar não significa buscar uma síntese de saberes ou a identidade de um objeto teórico, mas a possibilidade de o profissional estabelecer um diálogo entre as diversas disciplinas que têm alguns temas em comum, mesmo mantendo a especificidade de seu saber.

A comunicação é o motor indispensável para o funcionamento da equipe, principalmente em um contexto institucional como o de um hospital. O estabelecimento de novos fluxos de comunicação pode orientar a formação dos vínculos necessários para o bom andamento do trabalho com o apoio de toda a equipe, esclarecendo todas as informações sobre os pacientes. Vale ressaltar a necessidade de respeito à hierarquia da instituição. Qualquer atitude deve seguir um padrão já estabelecido e, caso seja necessário responder por qualquer problema, o profissional deve estar respaldado por seu superior. Isso pode evitar transtornos mais graves tanto para ele como para a instituição. Só assim a discussão de qualquer problema pode enriquecer o trabalho e fortalecer a equipe, estimulando-a a trabalhar de maneira interdisciplinar.

Essa experiência em Pediatria Oncológica não nega os benefícios que a boa relação equipe-paciente-família promove para todas as partes, sempre procurando desenvolver a ideia de que a soma dos diversos conhecimentos, em seus mais variados saberes, possibilita uma visão mais próxima da integralidade da pessoa enferma.

Acredita-se que o trabalho interdisciplinar apresente algumas especificidades inerentes ao próprio processo e que deva ser realizado em conjunto com os outros profissionais envolvidos. Assim, o que caracteriza o trabalho interdisciplinar remete a um parecer ou a uma postura compartilhada pela equipe, que "permite avaliar a existência do pensamento de grupo..."[2] pois, ao centralizar a ação necessária para o progresso do grupo, proporciona também a regulação das trocas afetivas, possibilitando ao grupo continuar a viver e trabalhar junto.

Voltamos a lembrar que uma equipe interdisciplinar de saúde tem suas próprias especificidades. De acordo com Ducanis e Golin[3], os profissionais que constituem uma equipe interdisciplinar respondem a uma organização específica ou a uma instituição, e é a natureza desta que vai determinar o comportamento da equipe em uma leitura de espelho dos objetivos do trabalho para a execução de suas tarefas. Por se tratar de uma relação contínua, o que ocorre com a equipe se refletirá na organização do trabalho, e vice-versa.

Segundo a Organização Mundial da Saúde, a equipe de saúde é:

[...] uma organização não hierárquica de pessoal de saúde, de formação diversa, justificada por possuir um fim último, a saber, responsabilizar-se pela saúde global de um indivíduo e de sua comunidade[4].

Não é possível, contudo, falar de equipe de saúde sem relembrar o conceito de grupo. Os conceitos de equipe de saúde e de grupo apresentam algumas similaridades. São elas:

* Manutenção de uma organização.
* Formação de costumes (principalmente em grupos mais constantes).
* Manutenção de um sistema de regulação interno (afetivo) e outro externo (ativo).

Estar em uma unidade onde o trabalho é realizado em equipe, principalmente num ambiente hospitalar, leva cada indivíduo a refletir mais seguramente sobre a função do profissional absorvido por esse contexto. Além disso, as relações da equipe não se limitam apenas a seus membros, principalmente em ambiente hospitalar. Elas ultrapassam os limites do grupo e estabelecem outras conexões (por exemplo, com o público ou com o corpo administrativo da instituição em que o grupo está inserido).

Costa Neto assegura que "nenhuma instituição de saúde com o mínimo de complexidade pode funcionar apenas com seu corpo de médicos e paramédicos", incluindo aí o público atendido, e reforça que "a contínua e regular comunicação com o público sobre os aspectos de promoção e manutenção de saúde é essencial para uma adesão participativa às atitudes promotoras de saúde e de qualidade de vida". A equipe que trabalha com saúde deve se ater a suas tarefas de modo a não se perder em todas as suas funções.

É importante se preparar para e delimitar essas tarefas de maneira a corresponder às demandas da população, ou seja, ao identificar as necessidades de saúde, descrever o modo de funcionamento da estrutura sanitária, conseguindo assim dividir as responsabilidades.

Em 1999 ocorreu um aumento considerável no espaço físico da ala de Pediatria Oncológica em que trabalhávamos – de 230m²para 1.185.59m² – com um pequeno aumento de 23 para 33 leitos[5]. Essa mudança se caracterizou mais pela melhora na qualidade do atendimento do que na quantidade de leitos atendidos, sendo um processo que contou com um grande envolvimento da comunidade e consequentemente com o aumento do fluxo de profissionais das mais diversas áreas (mídia, saúde, voluntários etc.) que vinham se solidarizar com mais essa vitória contra o câncer no estado de Goiás.

Tínhamos consciência da importância de manter essa comunicação com o público, porém percebíamos que os profissionais que já trabalhavam na unidade ainda estavam se readaptando às mudanças e que a própria estrutura física da Pediatria, que passava a ser circular, favorecia ainda mais a discussão de casos e praticamente obrigava a maior integração do profissional. O aumento da integração nos diferentes níveis de profissionalização da equipe também faz aumentar proporcionalmente a cobrança e a determinação de realizar um trabalho bem feito.

Percebíamos uma imensa satisfação com o ambiente físico de trabalho, o que pareceu aumentar o fluxo de atendimentos em virtude da satisfação evidente de diversos profissionais em seu campo de atuação. Diante disso, as diferentes especialidades começaram a receber uma cobrança maior, de modo a acompanhar a qualidade de atendimento, e alguns setores passaram a demonstrar sinais de desgaste nas relações, o que se evidenciava pelo aumento da rotatividade no serviço com o início de somatizações.

Nós do serviço de Psicologia passamos a receber mais solicitações de suporte emocional à equipe, principalmente às auxiliares de enfermagem, que passaram a ter de se comunicar com mais profissionais em sua inter-relação com o paciente, sendo obrigadas a repassar mais relatos sobre seu estado clínico e mostrando dificuldades em aceitar tantas interferências (musicoterapeuta, fisioterapeuta, trabalho voluntariado mais frequente).

Decidimos, então, investigar essas relações e conhecer e identificar o trabalho da equipe de saúde na enfermaria do serviço de Pediatria Oncológica (médicos e não médicos), especificando as relações interpessoais dentro da equipe quando voltada para o trabalho interdisciplinar.

Para auxiliar o levantamento de dados utilizamos a *Escala de Percepção Interprofissional (EPI)*, criada por Ducanis e Golin[6] e usada para avaliar de que modo os profissionais percebiam a si próprios (uma perspectiva), como percebiam os outros profissionais com os quais trabalhavam (uma metaperspectiva) e como acreditavam que os outros profissionais os percebiam, como em uma espécie de autoavaliação (metametaperspectiva). O material tornou possível estabelecer o nível de relação entre os profissionais no ambiente de trabalho de modo a entender ou melhorar o que fosse necessário.

Os objetivos específicos foram[7]:

- Reconhecer as dificuldades enfrentadas pela equipe de saúde.
- Identificar como cada categoria profissional vê as outras.
- Verificar como o óbito infantil interfere no trabalho da equipe.
- Verificar se a comunicação da equipe interdisciplinar era eficiente.
- Conhecer a importância da hierarquia na produtividade da equipe.

Participaram dessa pesquisa todos os profissionais que já executavam um trabalho conjunto na antiga ala e que continuavam ocupando o novo espaço, até mesmo com uma presença física mais marcante, não incluindo, portanto, as inserções recentes, tendo em vista o pouco tempo de interação com o grupo e a incerteza da permanência junto à equipe pediátrica (musicoterapeuta, fisioterapeuta). Foram eles: quatro médicos, uma odontóloga, quinze enfermeiras, sendo quatorze auxiliares e técnicas e uma chefe/supervisora de enfermagem, uma psicóloga, duas assistentes sociais e quatro secretárias.

A escala foi aplicada por uma estagiária/psicóloga e, para que não ocorresse interferência na observação dos dados e na análise coletada e evitar o surgimento de possíveis sentimentos persecutórios diante da avaliação, a profissional psicóloga (supervisora) que responde pelo serviço de Psicologia se absteve de responder a enquete como integrante da equipe de saúde do local, mas sendo avaliada por toda a equipe.

Um recorte da análise dos resultados torna possível verificar que 20% dos profissionais verbalizaram a dificuldade em analisar como os outros perceberiam a si próprios e 60% afirmaram não saber a opinião dos outros, o que era preocupante para o bom funcionamento de uma equipe, uma vez que a "leitura de espelho dos objetivos do trabalho" é fundamental e se colocar no lugar do outro seria o passo inicial. A "leitura em espelho" implica justamente compreender como o outro perceberia sua atuação profissional.

Apesar de o setor de Psicologia não estar participando da avaliação, a profissional da área foi avaliada por toda a equipe, e dois profissionais questionaram se a escala não seria avaliada pela psicóloga do serviço.

As dificuldades enfrentadas pela equipe foram de relacionamento, de comunicação e até mesmo as decorrentes da convivência constante e rotineira de todos os profissionais. É preciso chamar a atenção para o desgaste dos profissionais, o qual pode se expressar por meio de doenças ou de irritação, assim como para a naturalização da rotina de trabalho, algumas vezes alienante e fonte de tensões. Vale destacar o fato de os profissionais estarem tão inseridos na rotina que se esquecem que os pacientes estão em constante mudança e que precisam receber explicações contínuas, visto que aquilo que parece antigo ou corriqueiro para o profissional não é rotina para o paciente, principalmente para aquele que se encontra na primeira internação.

Os conflitos surgem da relação cotidiana e, quando assumem grandes proporções, podem conduzir o profissional a se defender de situações que o levam a sofrer alterações psicológicas. Nesses momentos é possível a busca dos recursos psicológicos criados pela mente contra a ameaça de uma angústia ou de grande tensão provocada por situações de conflito. Esses recursos inconscientes são os chamados mecanismos de defesa, que funcionam como uma capa protetora que o próprio indivíduo não percebe que usa[8].

A comunicação pareceu divergir entre os profissionais de medicina e de enfermagem. Algumas verbalizações pareceram explicar essa diferença na avaliação das duas categorias. Os profissionais justificaram que existem diferenças entre a chefe de enfermagem (que tem curso superior) e as auxiliares e técnicas. Novamente, os resultados indicavam a urgente necessidade de intervenção, tornando mais eficiente a prontidão no atendimento ao paciente internado com a redução das dificuldades de comunicação.

A possibilidade de discussão de casos, problemas e decisões era levantada em todas as "rodas" da Pediatria, porém fluía melhor entre os médicos, as assistentes sociais, a odontóloga e a psicóloga do serviço.

Questões como responsabilidade, ética, competência e julgamento profissional foram incontestáveis, apresentando uma linearidade entre toda a equipe.

No geral, as respostas indicam um trabalho voltado para resultados, cujo objetivo comum é melhorar o atendimento ao paciente hospitalizado. As limitações pessoais não foram reconhecidas como fatores que pudessem estressar todos os profissionais.

Apesar da avaliação favorável, os dados indicavam que a equipe de enfermagem e as secretárias eram os profissionais que mais sentiam seus limites invadidos, não respeitados e desconsiderados pelo restante da equipe. Por outro lado, o *staff* da Pediatria também não considerava que suas limitações fossem entendidas pelas auxiliares de enfermagem e as secretárias.

Tínhamos, portanto, um ponto de partida e o modo como foram recebidas as devolutivas pelos grupos de trabalho (equipe médica, de enfermagem, assistentes sociais, secretárias e odontóloga do serviço). Alguns profissionais destacaram a importância do momento de ser ouvido e poder falar sobre as dificuldades inerentes ao trabalho e a própria dificuldade em estar ali. A disposição para a escuta e para a mudança nos conflitos relacionais motivou a criação de um grupo mensal de suporte à enfermagem, que descreveremos a seguir.

Grupo de Enfermagem – Suporte Interdisciplinar

> *O homem, em sua natureza, estabelece vínculos*
> *com seus semelhantes, compartilhando objetivos e*
> *ações, na busca de apoio e ajuda*[7].

Assim, a família aparece como a base da necessidade de cuidar e ser cuidado, porém a cada momento o ser humano, mesmo quando adulto, precisa do outro para se sentir amado, estimado, valorizado, compreendido, informado e cuidado.

Cobb[8] define suporte social como uma forma determinada de relacionamento grupal em que prevaleçam trocas afetivas, cuidados mútuos e a comunicação franca e precisa entre as pessoas. Essa rede grupal constituída e solidária tem papéis definidos e se estabelece de maneira constante, continuada. É justamente esse sentimento de coesão e apoio que empresta ao grupo subsídios para o enfrentamento da realidade, funcionando como fator moderador do estresse do dia a dia.

Campos sintetiza os ingredientes do grupo de suporte:

- **Constância:** não há suporte se não há encontro e para tal é necessário que as pessoas estejam juntas de modo relativamente constante.
- **Carinho:** permite o surgimento do vínculo, do acolhimento, da aceitação e do respeito pelo outro.
- **Cuidado:** o ímpeto para cuidar e estar disponível.
- **Comunicação:** capacidade de se colocar no lugar do outro, de criar empatia, de compreendê-lo nos gestos, sentimentos e palavras, possibilitando uma troca de informações franca, aberta, transparente, buscando e fornecendo esclarecimentos claros e precisos.

Iniciamos então um grupo mensal, sempre às 12h30, visando abarcar os dois turnos (matutino e vespertino) e com o objetivo de buscar utilizar esses ingredientes. Os objetivos específicos eram promover a maior coesão e o apoio entre as enfermeiras e reforçar e estruturar o *self* (ou seja, o sentido que elas tinham de si próprias, que lhes dava a noção de continuidade no tempo e no espaço). Esperávamos que o resgate da expressão verbal possibilitasse um aumento da autoestima e da autoconfiança, funcionando como um espaço de "reabastecimento" ou "fortalecimento" de modo a melhorar a operacionalidade das tarefas do dia a dia.

Sabíamos da importância das intervenções objetivas que levassem os componentes do grupo a falar a partir da situação, estimulando-os a ampliar a compreensão do conflito por meio de indagações, correlações ou reflexões e evitando, assim, interpretações sobretudo transferenciais. Seguíamos o raciocínio de Campos[8], que diz que esses grupos de suporte específicos não buscam a resolução de conflitos, efetuando compreensões ou *insights* relacionados com a vida da pessoa, mas auxiliar a identificação dos fatores que agem sobre a situação atual. Nesse sentido, cabem técnicas como dramatização, dinâmica de grupo ou exercícios corporais, desde que adequados à situação-foco.

No sentido de delimitarmos as temáticas para a discussão no grupo, a cada encontro colocávamos no posto de enfermagem uma caixa com perguntas e reflexões variadas, como:

- O que eu espero profissionalmente no ano que se inicia?
- Sobre quais assuntos gostaríamos de conversar?
- É preciso que eu me lembre de minhas qualidades. Quais são elas?
- Vamos descansar um pouco? Falar pode ajudar. Escolha um assunto.
- Caixa "engole-sapos".
- Olhe-se no espelho. Diga o que vê.

Como terapeutas ou coordenadoras do grupo, tínhamos de adotar uma postura ativa para manter a situação-foco sem perder de vista o acolhimento tão necessário à livre discussão e expressão de sentimento, estimulando a comunicação e a interação da equipe de suporte. É importante que o grupo compreenda que o suporte é dado por cada participante, buscando recursos para o enfrentamento das dificuldades operacionais de maneira mais amadurecida.

Começamos com quatro auxiliares e a supervisora de enfermagem e depois o número de participantes passou a oscilar entre quatro e seis. Os resultados se caracterizaram pela adesão ao grupo e a solicitação de divisão dos turnos. Posteriormente houve uma evolução para dois grupos mensais em horários diferentes (o matutino – das 8h00 às 9h00 – e o vespertino, com horário mais flexível – a partir das 14h30) de acordo com a dinâmica do hospital. Nos anos seguintes, com a contratação de uma chefia de enfermagem específica para a Pediatria, as reuniões passaram a ser disponibilizadas de acordo com a necessidade.

O trabalho terapêutico dos que lidam com grupos de suporte é indispensável. Os grupos repercutem rapidamente sobre a autoestima, e para tanto o coordenador precisa estar com seus conteúdos internos bem definidos para ter clareza nas intervenções, de modo a proceder ao encaminhamento para um trabalho terapêutico específico daqueles elementos cuja rede social de apoio se encontra prejudicada. A autonomia e a independência devem ser estimuladas, mas com a certeza de que todos precisam uns dos outros para conquistá-las.

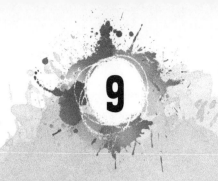

Discursos da Criança sobre a Morte
(Tempo, esperança e morte – a visão da criança doente)

Onde moro
Onde moro parece que exploro
Onde vivo é calmo como respiro
Onde vivo parece que me inspiro
Onde piso parece que é um riso

Onde moro é calmo como o amor
Onde vivo é pedacinho de sorriso
Um só sorriso e já me suspiro
Um canto e já me encanto

Um olhar e lá vem luar
Uma palavra logo eu paro
Um chute e logo me iludo
Eu vivo a sonhar com o meu lar.

(Michel Antônio Gonçalves – 1995-2007)

Os conceitos de tempo, esperança e morte relacionados com a estabilidade física e emocional de uma criança estão sempre associados ao que os adultos dizem sobre ela e à forma como se apoderam desse corpo infantil, auxiliando-a a enfrentar suas dificuldades, permanecendo a seu lado mesmo nos momentos em que não saibam o que dizer, ou deixando-a sozinha com suas dúvidas pela impossibilidade de assumir perante ela que um adulto não tem todas as respostas e que grande parte da vida consiste em descobrir como falar sobre aquilo que intuitivamente já conhecemos, mas que não sabemos expressar, apenas viver. Acompanhar uma criança doente é estar ao lado dela sem poder tomar seu lugar, é acreditar no poder da criança de descobrir sua própria fortaleza interna.

Falar sobre palavras tão carregadas de emoção e relacioná-las ao universo infantil é, portanto, sempre difícil, uma vez que a realidade da criança doente e hospitalizada está sempre vinculada a uma série de conceitos preestabelecidos por aqueles que se dizem cuidadores e cuja palavra normalmente é recebida com confiança pela criança em virtude de sua necessidade de se reafirmar em suas referências parentais diante de um universo tão estranho e desconhecido como é o ambiente hospitalar. Muitas vezes, o adulto cria para a criança um mundo de acordo com sua vontade, mas sem as explicações e o apoio necessários para que seja explorado e vivido pela própria criança. Como uma criança pode imaginar tudo isso e ao mesmo tempo partilhar com as figuras que lhe são de confiança?

É possível preparar uma criança para morrer?

Não, mas é possível permitir que essa criança fale sobre o assunto se ela assim desejar. Mesmo para nós é tão difícil falar sobre a morte, que preferimos usar a palavra óbito, e muito raramente uma criança entende o que significa. Escolhemos códigos quando não conseguimos falar sobre determinados temas com as crianças com a desculpa de protegê-las de palavras duras, do sofrimento, ou para poupá-las de qualquer alusão à morte, para que não tenham medo ou na ilusão de que, quanto mais prolongarmos o conhecimento sobre ela, mais protegidos estaríamos de uma morte prematura. Existem um tempo e lugar certos para morrer?

Por mais que a morte tenha se deslocado para o ambiente hospitalar e seja considerada um tema desagradável, o registro e a comunicação de morte para a comunidade se mantêm como uma tradição. Carros de som ainda convidam para enterros em bairros populares e cidades menores. De acordo com os costumes locais, cartazes colados em postes e comunicados em jornais ainda são considerados mídias eficientes com leitores atentos. Em direção ao futuro, surgem os memoriais *online* e outras formas de driblar, na internet, a saia-justa de não poder "curtir" a morte de alguém anunciada no Facebook[1].

Vemos que os esforços de negar a morte se revelam frustrados, pois ela aparece em músicas e associada à violência que nos rodeia. Se por um lado todos fingimos cair mortos ao ouvir uma música que simula um tiro de bala perdida, depois nos levantando sorridentes como na brincadeira de morto-vivo da infância, ao mesmo tempo tentamos desesperadamente nos apropriar dessas informações na tentativa de nos entendermos como mortais.

Em outras palavras, passamos a vida tentando afastar a ideia de morte, sinônimo de fracasso diante da obrigação contemporânea de vencê-la a qualquer custo, mas ficamos consternados com as tragédias coletivas exibidas praticamente todos os dias na TV.

> O tempo é como um rio que corre sem parar,
> levando todo mundo embora, gerações e gerações[2].

A morte é organizadora do pensamento humano, uma vez que nossas mentes sofrem insuportavelmente ante o desconhecido, ainda que esse sofrimento nem sempre seja consciente, e é esse mal-estar terrível que as estimula a funcionar na busca do conhecimento.

Assim, devemos aceitar que a criança inevitavelmente sofrerá durante seu desenvolvimento normal ao ter conhecimento de sua finitude, porém é justamente essa percepção que a humanizará, que a fará pertencer à espécie humana.

O encontro da criança com a ideia de morte pode dar início a novas etapas do desenvolvimento cognitivo. Como dizia Cassorla[3]: "[...] O poder enxergar a finitude, sua mortalidade, será sua maior ferida, que carregará para sempre. Nesse momento, a criança-adolescente, antes 'bebê que se acreditava um Deus', descobre que é apenas um Homem. [...] concluiremos que: um Homem é Humano porque é Mortal, e é saber que é Mortal que o torna Humano."

A conquista dessa humanidade criativa possibilitará que as crianças vivam para a vida e não para a morte. Contudo, isso só ocorrerá por meio do pensar, e de um pensar com angústia sobre as situações difíceis da vida, inclusive sobre a própria miséria cognitiva do ser humano.

As crianças expostas a mortes súbitas e diárias neste mundo tão violento estariam mais preparadas para lidar com menos angústia com as situações de morte?

Aparentemente não. Crianças expostas à violência real têm de se defender da morte violenta e são forçadas a dedicar sua inteligência à aprendizagem útil para sobreviver em um ambiente de desamparo. A compreensão se dá no nível concreto e não no abstrato, ou seja, elas sabem que as pessoas morrem, mas não compreendem o morrer, pois não possuem uma fala humanizada sobre isso. Em muitas delas, a exacerbação do medo da morte pode ser projetada em atos agressivos, como a tentativa de controle da morte.

Metaforicamente, poderíamos tecer uma comparação com o desenvolvimento humano. A mente de um bebê se desenvolve. Ainda que ao nascer já conte com elementos suficientes para "ver" o mundo, ele ainda é inicialmente auxiliado pela figura materna ou pela cuidadora principal, que vai "clareando" essa visão. O bebê depende da ajuda e da dedicação de um semelhante (em geral a mãe) que se mostre disponível para desdobrar para ele certas operações absolutamente necessárias para sua constituição como ser humano.

A mãe é esse outro que se oferece como modelo de funcionamento para que as diferentes regiões do cérebro se integrem a serviço de um sistema simbólico que vai permitir a esse bebê pensar de modo vasto e complexo[4].

No entanto, é na fantasia de um bebê que ele cria o mundo, a partir de um "olhar" tanto sensorial como afetivo e cognitivo. Nesse mundo, que inicialmente parece um prolongamento do paraíso intrauterino, esse novo ser humano vai percebendo aos poucos que há necessidades, sofrimentos, alegrias e, o principal e talvez mais terrível, que ele não tem controle sobre nada e consequentemente sofre e chora para desespero de seus cuidadores.

O primeiro problema com o qual o bebê se defronta é que suas vias neurais aferentes, que vão da periferia ao sistema nervoso, amadurecem antes das eferentes, que vão do centro à periferia. Como as primeiras comportam o sistema sensorial e a percepção e as últimas são responsáveis pela condução das ordens para as respostas motrizes, o bebê recebe muito mais informações do que pode responder. Assim, sua mãe (ou substituto) deve lhe emprestar as próprias respostas[5].

Na verdade, um bebê recebe uma versão da linguagem materna, uma torção e um recorte da linguagem para que esta sirva de instrumento de transmissão de uma moral e de um sistema simbólico particular. Desse modo, a criança sofre as consequências do significado que ela capta no discurso dos outros, em especial de seus pais. Um bebê existe como humano da maneira como é falado.

A descontinuidade da presença materna é paradoxalmente imprescindível, pois é a alternância presença-ausência que leva o bebê a perceber a importância de sua mãe e a relação intrínseca entre a satisfação e ela. A falta da mãe faz o bebê desejá-la. O bebê acaba compreendendo que o que lhe garante satisfação não é a mera presença da mãe, mas que ela o deseje, e por isso passa a desejar o desejo da mãe: tentar viver, falar e andar para satisfazê-la, fazer aquilo que ela espera dela.

Por isso é tão difícil para a criança falar sobre a morte com os pais. Ela não quer decepcioná-los e, principalmente, não quer deixar de ser investida por eles.

Freud[6], já em 1911, discutia essa tendência geral de nosso aparelho mental de mostrar a tenacidade com que nos apegamos às fontes de prazer à nossa disposição e a dificuldade com que a elas renunciamos.

O encontro da criança com a ideia de morte pode dar início a novas etapas do desenvolvimento cognitivo. A morte não é para a criança apenas um desafio cognitivo, um desafio para seu pensamento, mas também, paralelamente, um desafio afetivo[8] que envolve algumas instâncias:

- A experiência da perda do outro/o luto infantil.
- A ameaça de morte pessoal.
- O morrer e o processo de luto antecipatório.

Embora conceitos abstratos e bem verbalizados estejam acima do alcance da criança pequena, isso não significa necessariamente que ela não tenha alguma compreensão da morte. Voltemos a lembrar que a morte é o primeiro desafio intelectual vital à mente da criança e, consequentemente, o primeiro estímulo para seu desenvolvimento contínuo[7].

De modo geral, estudos baseados em observações clínicas e em relatos de pais e da equipe concluem que a maioria das crianças com menos de 6 anos reage principalmente aos aspectos de separação e hospitalização, vivenciando-os como morte. Vê-se aqui a associação de morte com separação. Morrysey[8], observando crianças internadas em uma enfermaria com diagnóstico de câncer/leucemia, constatou que a ansiedade de separação predomina nas crianças menores e que as expressões diretas de ansiedade de morte são características de crianças mais velhas.

Pesquisas comprovam que, quanto maior o hábito de satisfazer a curiosidade da criança sobre a morte, mais fácil será conversar sobre isso em uma situação de fato. Crianças que não expressam verbalmente a dor da perda podem deslocá-la para uma situação externa, evitando, assim, lidar diretamente com o conflito interno[9].

Se a morte é algo tão natural e necessário, por que nós adultos ficamos tão confusos e assustados para lidar sobre isso com a criança? Esquecemos nossa infância?

Principalmente nós, cuidadores, pais e educadores tão estudados, como poderemos acompanhar melhor o futuro adulto em que essa criança se transformará? É importante que saibamos lidar com aquilo que a faz humana, ou seja, a constatação de que todos vamos morrer.

Transcrevo a seguir algumas falas de crianças em tratamento que expressam a percepção da própria morte[10]:

> *Quando a doença voltou, a mãe queria desistir,*
> *queria me levar de volta pro Tocantins, mas eu não*
> *queria. Queria tratar, não queria morrer.*
> ([A. 8 anos])

> *Tenho medo de entrar aqui e não sair mais.*
> *Tenho medo de morrer aqui.*
> ([B. 12 anos])

> *Tia, eu tenho medo de não crescer, eu não quero morrer.*
> *Quero crescer primeiro pra depois morrer.*
> ([C. 8 anos])

É importante que a criança perceba que há um adulto capaz de partilhar com ela suas dúvidas e medos, não lhe impondo o silêncio e permitindo a expressão de seu sofrimento, o que torna propícia a elaboração[11].

Segundo Raimbault[12], o morto é definido pela criança em função de seu desaparecimento do campo visual e de sua localização em local específico – caixão, túmulo, cemitério – significando a morte. O morto é descrito como alguém que deixou de exercer qualquer atividade física ou psicológica, perdeu a motricidade, a voz, a visão, a audição; já não é capaz de sentir, não pensa mais, nada mais sabe. Diante da evidência e da universalidade da morte e do sofrimento que acarreta, a criança procura identificar sua causa: defeito físico, doença, ato médico, agente de destruição externa etc.

Assim, é importante aceitar que, protestemos ou não, uma criança sofre e também morre e que, como falar de morte com crianças se tornou um tabu, muitos ainda trazem uma criança interna assustada e sem respostas e por isso nos sentimos tão assustados e sofridos quando deparamos com o processo de morte de uma criança. Muitos são os equívocos.

Certa vez, uma mãe assustada me procurou porque a filha lhe perguntou o que era um caixão. Como a criança estava em tratamento, a mãe angustiada obviamente acreditava que ela estaria se referindo ao próprio caixão, mas a criança havia perdido recentemente a avó, que havia sido colocada num caixão. Era sobre a morte do outro que ela queria falar, e talvez chegasse a expressar suas angústias se tivesse tido o espaço necessário para saciar sua curiosidade. Algumas famílias são super-reativas a qualquer expressão de interiorização da criança porque nunca vivenciaram em seus modelos familiares uma conversa tão íntima.

A morte tem um aspecto psicológico marcante, pois enquanto o componente biológico se torna cada vez mais uniforme – caracterizado por sintomas inespecíficos, como fadiga e dor –, o componente psicológico se faz cada vez mais dinâmico e repleto de experiências emocionais. Ser ouvida e não se sentir sozinha implica, para a criança, ser reconhecida[13]. Segue um trecho da conversa de uma criança com uma estagiária de Psicologia[14], sentindo-se ancorada em suas percepções:

Gosto de ficar olhando pra cá (corredor de ambulatório) pra ver se tem alguma coisa. É isso que eu tenho, não sabe, medo de passar mal igual aos menino que chegam ruim, passando mal.

(Discurso de uma criança de 10 anos
em investigação de diagnóstico)

Nossa mente tem horror ao vazio. Por isso, precisamos preenchê-la com algo. Essa é a função das crenças, da fé. Lembro-me de uma criança em estágio terminal que me fez a seguinte pergunta: *"Tia Patrícia, você tem fé?"* Essa criança vivenciava sua morte pessoal, confrontando-se com uma doença grave, que ameaçava sua vida. Ainda sem grande contato com crianças terminais, devolvi-lhe a pergunta: *"Por quê?"* E ela respondeu: *"É porque é preciso ter muita fé."*

Outro pai, desesperado com a morte súbita da filha que lhe deixou um neto de 3 anos, viu-se abalado em suas crenças religiosas e recorreu ao Google (afinal hoje se acredita que tudo se encontra na internet, principalmente nossas mais angustiantes incertezas). Assim, para descobrir como falar com seu neto sobre a partida tão inesperada de uma mãe tão jovem e sem nenhum quadro clínico instalado, ele digitou "como falar de morte com crianças pequenas" e decidiu dizer que "a mamãe estava com o papai do céu". A criança então, olhando para o céu, pediu uma escada para que pudesse ir ter com a mãe, e assim um novo espaço de conversa se pôde formar. Essa criança, talvez sem saber, obrigou os avós a reavivarem sua fé para que pudessem responder suas perguntas.

Percebe-se cada vez mais a importância de possibilitar à criança o preparo de rituais de despedida e separação. Encontrar um caminho para representar ou mesmo personificar a morte ou a perda pode desempenhar um papel integrador e redutor da ansiedade[15]. Quando no caminho do luto forem percorridas todas as estações, desde a aparente insensibilidade até a expressão do choro ou da agressividade, a lembrança das pessoas perdidas não vai doer tanto, pois elas se tornam tesouros da criança, transformam-se em memórias.

É preciso ter em mente que a criança em fase terminal vive um processo de luto antecipatório que, como qualquer outro, segue uma trajetória que envolve a angústia e a dor de separação das pessoas amadas, o que de alguma maneira vai prepará-la para o desengajamento ou a dissolução dos laços.

Como trabalhar a morte junto à criança, à família e à equipe?

Com a criança, além de apurarmos a disponibilidade de escuta, utilizamos livros de histórias como elementos transicionais para suscitar conversas sobre separação e morte e todos os sentimentos associados a essa situação. Muitas vezes a família também escuta essas histórias, por meio das quais mostramos indiretamente à criança qual familiar ou figura de apego se encontra mais fortalecido e disponível para ouvi-la. A criança sempre se preocupa como ficariam seus cuidadores e se eles também suportariam a separação. Na maior parte das ocasiões a palavra morte não era mencionada, mas situações de extrema importância para a criança começavam a ser deixadas de lado e normalmente a vinculação afetiva com a figura cuidadora se transformava em um apego intenso com solicitações mais frequentes de carinho.

> Todas as palavras nos são ditas antes que saibamos seu sentido. É quando vivemos as coisas e as palavras foram corretas que compreendemos seu sentido e entendemos a correção do que foi dito. Por isso é essencial, para relações de confiança entre pais e filhos, que as coisas sejam ditas pelos pais e que seja verdade o que dizem[16].

A equipe está obrigada a dar o máximo de apoio a esses pais para que eles possam ser continentes com seus filhos, permitindo que eles enfrentem a realidade a partir de sua própria experiência e normalmente encontrando, diante de uma dificuldade real, sua solução pessoal, que é sempre de compensação, como exemplificado no relato de uma mãe que se amparou na fé para conseguir ser continente à verbalização de sua filha de 10 anos com tumor cerebral:

> *Filha:* "Mãe, eu não sei se vou aguentar."
>
> *Mãe:* "Eu vou estar com você minha filha, mas, se você vir uns anjos te chamando pra ir, pode ir, não tenha medo, eu vou logo depois de você."

Caso os pais estejam muito fragilizados, que eles possam dizer à criança: "Eu não posso. Isso é muito penoso para mim. Não me fale disso. Mas é muito bom procurar saber. Pergunte a alguma outra pessoa." Só assim a criança deixará de se sentir culpada por procurar saber sobre tudo que lhe diz respeito. A descoberta da realidade não é fácil e exige muitas trocas. Incentivamos os médicos da equipe a também se dirigirem à criança para explicar a doença e o tratamento, pois sabemos que uma criança que sofre certas provações em sua vida pessoal, mas que tem a possibilidade de explicitá-las claramente a uma pessoa que a escuta, recobra sua dignidade pessoal e retoma sua própria estrutura, construindo sua personalidade.

Na criança, a noção de morte se organiza em dois pontos essenciais: a percepção da ausência com a posterior integração da permanência dessa ausência. Entre os 4 e os 9 anos de idade ocorre a passagem de uma referência individual para uma universal; a passagem do temporário e reversível para o irreversível e definitivo; a morte deixa de ser encarada como punição ou vingança e se transforma em um processo natural, elemento de um ciclo biológico.

Tentar compreender um pouco como as crianças organizam seu raciocínio sobre temas tão abstratos, como tempo, esperança e morte, é sem dúvida indispensável para aqueles que se dispõem a trabalhar com elas, porém é importante que o conhecimento seja usado em conjunto com o coração e a alma, pois só assim será possível realmente ajudar as pessoas.

A vida termina quando acabamos de aprender tudo o que temos para aprender (KUBLER-ROSS, 1998).

Com o intuito de apoiar mais a equipe com quem trabalho e também aprender a lidar com situações de morte e as opções de enfrentamento utilizadas por pais que já haviam perdido seus filhos, iniciei, a partir de setembro de 1996, um grupo de pais enlutados em que eles podiam falar sobre o filho morto e as dificuldades relacionais encontradas durante todo o tratamento e no momento da morte. Ouvir esses pais foi de extrema importância para reestruturarmos algumas condutas do serviço durante o processo de morrer. Foram elas:

- Possibilitar, sempre que possível, que a criança morresse junto aos pais ou à figura cuidadora.
- Que as explicações sobre a morte e os momentos finais da criança fossem dadas pelo médico de vínculo. Caso ele não estivesse presente no momento da morte, que mesmo assim pudesse se dispor a acolher e conversar com a família quando ela necessitasse e até mesmo investigasse, junto ao plantonista ou ao médico da UTI, como foram esses momentos, para que a família preenchesse as falhas de informação e elaborasse seu luto de maneira mais adequada.
- Permitir a entrada dos pais na UTI fora dos horários estabelecidos em situações de extrema gravidade.
- Manter toda a equipe disponível para sentar e conversar com os pais enlutados quando retornassem ao hospital.

Devemos sempre nos lembrar de que somos agentes de saúde e, consequentemente, mantenedores da saúde familiar e comunitária. Ao possibilitarmos uma melhor elaboração dos lutos familiares, com certeza estaremos promovendo mais saúde para a sociedade, uma vez que, ao falarmos "sem rodeios" sobre doença e morte, estaremos mais bem preparados quando isso acontecer em nosso meio familiar.

> Estar próximo da morte [nos] concentra poderosamente... O bom disto é que somos ainda mais incitados a repensar a vida, a nos reinventarmos, a fazermos a envolvente pergunta: O que devo fazer com o resto de minha vida? (LERNER, 1990).

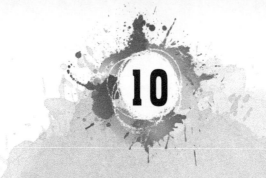

Pulando de Paraquedas
(Sobre a morte de um adolescente)

Após "intensos" 4 anos da morte de Tiago, recebo um telefonema de seu pai dizendo que havia me procurado no hospital onde eu trabalhava antes e que finalmente me encontrara. Ele precisava retomar a proposta anteriormente sedimentada em seu atendimento comigo, após a morte do filho: escrever um livro sobre ele, suas histórias, sua vida.

Quando falo "intensos" é porque muita coisa aconteceu desde que o atendi no consultório de Psicologia de um setor de Pediatria Oncológica; muitas mudanças profissionais me levaram a me reinventar profissionalmente e, obviamente, a palavra REINVENÇÃO tem tudo a ver com Tiago.

Conheci Tiago em março de 2015 por solicitação de um pai cuidadoso que havia acabado de receber a ampliação do diagnóstico do filho: QUADRO HISTOPATOLÓGICO COMPATÍVEL COM OSTEOSSARCOMA METASTÁTICO. Isso tudo em letras garrafais, digitadas no final do laudo da biópsia de uma lesão pulmonar, confirmando que o tratamento não estava surtindo efeito e que seu filho iria morrer. Sufocado pela dor, o pai solicitava um espaço de escuta psicológica para algo que ele, um pai amoroso, não conseguiria ouvir ou acolher, ou seja, os pensamentos e as argumentações de um filho sobre uma realidade inevitável. O peito do pai era só dor e contenção e, apesar de Tiago não ser atendido pela equipe em que eu trabalhava, disponibilizei o atendimento ambulatorial na tentativa de ampliar a comunicação familiar no momento da morte e oferecer a esse jovem um campo razoavelmente neutro para a elaboração de seu novo destino.

Assim chegou Tiago, interessado no que as crianças falavam sobre a morte e, ao mesmo tempo, ávido de vida, de amor, de festas e de encontros. Não aceitava suspender a vida para esperar passar o tratamento, como diziam alguns adolescentes. Ele queria viver e se tratar, e isso implicava viver intensamente os amores, as bebidas, as festas e as conversas em grupo típicas de sua idade, e também se adequar a uma falta de ar sorrateira e às "químios" e suas mudanças no paladar.

Era comprido, branco e etéreo. Isto: ETÉREO.

Etéreo é um adjetivo da língua portuguesa que significa *relativo ao éter*, que tende a ser *volátil* ou *fluido*. Também possui um significado figurado, referindo-se ao que é *sublime*, *celeste* ou *delicado*. Em seu sentido poético e figurado, a palavra é utilizada para qualificar algo considerado divino ou que é tão puro que não pode ser material ou de origem terrena.

Tiago não era puro, mas tinha uma fluidez que encantava, não parecia realmente deste mundo, apesar de lutar bravamente para fazer parte dele. Queria cada vez mais materializar a vida, queria continuar.

Aos poucos foi elaborando a hipótese de que conseguiria continuar a partir dos laços formados até aquele momento com o pai, a mãe, o irmão, os amigos, com aquela tentativa meio que frustrada de enamoramento. E assim o fez.

Foram ao todo 3 meses de atendimento até sua morte. Em um dos últimos encontros, esse branco e etéreo adolescente me disse que queria morrer como se estivesse "pulando de paraquedas". Ficamos a imaginar como seria. Algo que promovesse uma adrenalina de surpresa, sem tempo para o suor provocado pelo medo. A única coisa que sabíamos era que o instrutor não estaria junto, que o pulo teria de ser solitário, único, singular.

Espero que tenha sido assim, e a partir daqui me endereço diretamente a você, Tiago, pois seria impossível dizer tudo o que resta a qualquer outra pessoa.

As últimas notícias foram dadas por um telefonema de seu pai, à noite, durante minhas férias, comunicando que você estava na UTI.

Ambos sabíamos que aquele seria o começo do fim, e com você aprendi a pôr limite no cansaço. Não consegui ir ao hospital naquela noite, como normalmente faria em outros momentos de minha vida. Respeitei meu cansaço, minha história, minhas férias, e o que já havia possibilitado com você durante os atendimentos anteriores. A despedida era um momento da família, e eles precisavam estar lá. Eu não. Confiei que o paraquedas se abriria e que você seria lançado em outro espaço. Silenciosamente agradeci por fazer parte de sua passagem. Comigo, você também fez um laço.

Hoje, sempre que leio seu nome, TIAGO ALFREDO LUPSCHINSKI LIESENFELD, lembro-me da história do duende Rumpelstiltskin[1], que tentou de todas as formas se aproveitar da fragilidade de uma princesa para realizar seus desejos de ter algo da vida dela – primeiro um anel, depois o colar e finalmente o filho, caso ela não descobrisse o grande segredo que era seu nome. Mas um dia ele acabou se entregando, pois cantou a felicidade alto demais e revelou seu nome tão complicado em um dos versos da música, rompendo assim o elo que mantinha com a princesa.

Talvez você tenha tido um percurso parecido. Tentou negociar com a vida de todas as formas para permanecer intenso e vivo. Mas também cantou alto demais sua alegria de viver e outros mundos o desejaram com sua verdade e honestidade, com a alvura da relação espontânea e a delícia de seu sorriso leve. A morte também o quis, e você generosamente se deitou em seu colo.

Que seu canto permaneça e que seus segredos voem pelo mundo. Gratidão!

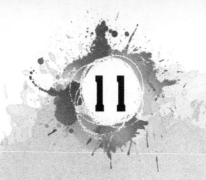

O Luto dos Irmãos

Everyday I remember you
Everyday I see you
Every day I think of you
Every day I love you
I love you
I love you
How do I do to find you again
I want you near me
I always remember you at the beach
I love you
I love you
Everyday I miss you
Everyday I need you
Everyday I need you so much
I love you love you

(Música feita por Ítalo Xodó [10 anos]
para a irmã que morreu aos
4 anos de idade)[1]

Acompanhar o tratamento oncológico de uma irmã não é uma tarefa fácil, mas a expressão pela arte, seja por meio de desenhos, colagens, música, poesia ou modelagem com argila, ajuda a nominar o inominável sentimento de falta.

É importante que os pais possibilitem esse espaço, mas é compreensível a dificuldade dos cuidadores em perceber essa necessidade, pois também estão reintegrando seus pedaços, construindo uma narrativa para toda essa presença-ausência que caracteriza o luto.

Neimeyer[2], um dos pesquisadores contemporâneos sobre o luto, ressaltou o quanto o luto, na forma de perda através da morte de uma figura com quem se tinha um vínculo significativo, interrompe as autonarrativas dos sobreviventes e geralmente os coloca em uma busca involuntária pelo sentido da perda, bem como de suas vidas alteradas.

As crianças também precisam integrar suas narrativas e, quanto mais novas vivenciam essa perda, mais sustentadas estão em um outro que as validará enquanto sujeitos também enlutados.

Trago neste capítulo recortes do atendimento prestado a um irmão enlutado que, na época da morte da irmã de 4 anos, soube transitar pelo universo da plasticidade para integrar sua narrativa rompida. Permaneceu em atendimento psicológico por cerca de 2 anos após a morte da irmã, intercalados por alguns meses de pausa. Começou pintando uma praia com tinta guache, passando pelo carvão, onde tudo saiu meio "borrado", e com esse material foram feitas as batidas de seu coração, como em um eletrocardiograma, batidas que procuravam representar a falta e a saudade da irmã. Imagens cheias de lembranças da ida à praia com ela. Não havia muitas palavras, mas, como o movimento das ondas no mar, as lembranças iam e vinham na tentativa persistente de preencher tamanha falta com conhecimento, estudo, escola, letras, aulas, desenhos e somatizações.

Aos poucos os Pokémons[3] chegaram para auxiliar a travessia. Em uma das sessões verbalizou que, quando a saudade apertava, imaginava que a irmã ainda estava no hospital. Entrei com minha fala de realidade, afirmando que ele sabia que ela não voltaria fisicamente. Nesse momento, toda a fantasia de seu mundo interior veio em seu socorro e ele me falou:

Quem disse? Meu avô disse que vamos virar ninjas e trazer ela de volta. Ela pensava em crescer e ser uma ninja.

Agradeci em pensamento a esse avô que soube respeitar o tempo de aceitação necessário de seu neto. Quantos adultos se negam a aceitar que seus entes queridos morreram e por serem adultos são respeitados em seus posicionamentos!

Rapidamente compreendi a estratégia do avô e perguntei de que modo poderíamos trazer sua irmã de volta. Ele decidiu pedir ajuda a um Pokémon, o Arbok, um Pokémon do tipo veneno, em forma de serpente, coberto por escamas roxas com uma grande capa logo abaixo de sua cabeça em que havia um desenho com uma cara brava, que podia variar. A criança foi ao quadro disponível no consultório e o desenhou (Figura 11.1); ao fazê-lo, descobriu que ele tinha um coração e ficou espantado ao constatar que mesmo as piores pessoas têm coração. Afirmei que isso era a vida, que coisas boas e más poderiam estar em um mesmo ser, cabendo a cada um de nós conseguir integrar tudo isso.

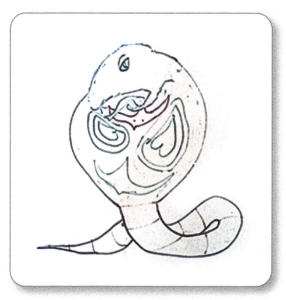

Figura 11.1

Ele decidiu construir esse Pokémon também em argila (Figura 11.2) e pediu minha ajuda. Moldei com ele e, à medida que alisávamos a argila para dar firmeza à escultura, fui tecendo associações com nossas feridas internas que também precisavam ser cuidadas, "alisadas". Quando lavamos as mãos, ressaltei o poder curativo da argila. Ele deixou a escultura secar. Preocupou-se com o tempo da sessão e pediu mais meia hora, mas como isso não era possível saiu para dizer à mãe que estava bem e perguntar se ela não queria entrar.

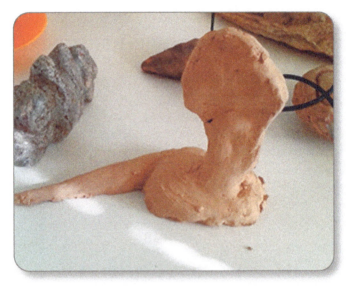

Figura 11.2

No atendimento seguinte, chegou com duas bolas Pokémon e o jogo Pucket Contest instalado. Apresentou-me ao lendário Mill, que nunca morria. Perguntei como ele estava e ele disse que estava bem melhor. Havia partilhado suas ideias de ninja com os colegas de robótica na escola e eles transformaram o desejo de trazer a irmã de volta na vontade de "salvar o mundo de assaltos, mortes, guerras e destruição de casas e prédios".

Impressionou-me a escolha de um Pokémon serpente para falar da morte da irmã. Para Jung[4] a serpente é um símbolo de transcendência em virtude de sua natureza dual, ou seja, é um ser que se arrasta e está em contato estreito com a terra e com o ar. Assim, a serpente representa a transição de uma forma de consciência mais restrita – terra – para outra mais vasta – ar. Aparentemente, o inconsciente coletivo se fez presente na tentativa de integrar esse árduo período de transição que caracteriza o processo de luto.

"Everyday" foi uma das últimas produções desenvolvidas em consultório. A letra dessa canção foi cuidadosamente pensada em outra língua em homenagem à irmã. Apoiado por pais sensíveis, essa criança pôde ir construindo seu percurso de volta à vida, seja com a aguda da bateria ou do violão, pelas gravações no Youtube. O apoio supervisionado tornou possível a construção de um portal para todos da família, para auxiliá-los a seguir.

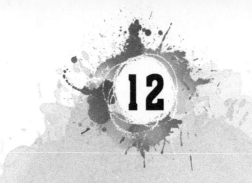

Luto em Família
(Experiência com um grupo pós-óbito infantil[1])

Deixe que a sua raiz vá ao fundo de sua alma.
Sugue a seiva da fonte infinita de seu
inconsciente e permaneça sempre verde.
Oh, Deus! Possa eu estar vivo quando morrer[2].

Em meus anos[3] de trabalho no setor de Pediatria de um hospital oncológico, sempre me deparei com o inevitável momento da morte e o confronto imediato com minha fraqueza, impotência e tristeza diante da natureza humana e de sua finitude. Sabia que, devido ao longo processo de tratamento, muitas mães perdiam sua identidade em razão da identificação fusional utilizada como investimento na busca da cura do filho, necessitando, a partir da perda, um novo apoio para retomarem suas atividades. No entanto, naquele momento também se desfazia o "laço" comigo e com a instituição, e muitas dessas mães, pais ou acompanhantes ficariam sozinhos, perdidos em sua dor. Cada vez mais eu observava a inabilidade dessas famílias em experienciar o processo de luto e perceber a perda como um processo de transição que envolve todos os membros, tanto os que ficam como os que se vão.

Assim, no acompanhamento às famílias enlutadas que solicitavam apoio, eu percebia que as respostas individuais à perda, que pode ser funcional ou disfuncional para uma pessoa, têm consequências também para os outros membros da família e os relacionamentos. Nesse contexto familiar é importante considerar os diferentes momentos de seu ciclo de vida e o impacto causado pela morte de um de seus elementos, entendendo "o conceito de luto como uma experiência grupal, mais especificamente pertinente ao grupo familiar, considerado como um sistema que se inter-relaciona com sistemas mais amplos da comunidade, da sociedade e da cultura"[4]. Por concordar com essa afirmação, decidi investigar e procurar acompanhar melhor a tristeza desses pais.

"Soltai as palavras tristes", escreveu Shakespeare, "as penas que não falam sufocam o coração extenuado e fazem-no aquebrantar". É necessário que a pessoa que sofreu uma perda expresse seus sentimentos e emoções para que o luto vivido leve a um resultado favorável[5]. É importante que essa família possa trabalhar a mudança advinda da morte de um filho, desistindo de ou alterando certas relações, papéis, planos e possibilidades, reconhecendo a desistência, transformando a experiência da perda, internalizando o que é essencial e seguindo em frente[6].

Como profissional da área da saúde preocupada com a saúde mental dos indivíduos, vi meu interesse em compreender e lidar com os problemas da morte no âmbito psicológico ser aumentado principalmente em virtude da carência de suportes culturais que ajudem as famílias a integrar a morte à vida que continua. Percebia em nossa rotina de vida, também espelhada na rotina institucional, a negação da morte mediante a utilização, muitas vezes, das regras institucionais como uma forma de defesa ante a expressão emocional decorrente da morte no ambiente hospitalar, impedindo uma maior participação familiar no processo de morrer e dificultando a experiência de luto.

Eu acreditava ser indispensável acompanhar o familiar enlutado, quando isso fosse possível, trabalhando a exacerbação de seus conflitos anteriores após a perda do filho e as questões vinculares (familiares e institucionais), de modo a lhes possibilitar uma melhor adaptação às novas condições de vida.

Considerando o luto como uma experiência psicológica, é importante também contextualizá-lo como uma experiência pertinente ao grupo familiar, pois sabemos que a maioria das perdas significativas ocorre no contexto de uma unidade familiar, sendo, portanto, necessário observar o impacto da morte do ponto de vista sistêmico.

Nosso interesse no impacto familiar da perda reflete uma perspectiva evolutiva multigeracional. Mais do que entender os eventos que cercam uma morte como causas patológicas de distúrbios, nós os vemos como transições normativas no ciclo de vida familiar, que carregam um potencial de crescimento e desenvolvimento, bem como perturbações momentâneas ou disfunções a longo prazo[7].

Assim, uma razão importante para a busca de uma abordagem do sistema familiar é o fato de o luto não resolvido não servir apenas como um fator-chave na patologia familiar, mas poder contribuir para a manutenção de relações patológicas através das gerações.

Concentrando-nos na análise dos processos familiares, acreditamos ser possível promover uma adaptação saudável à perda, fortalecendo a unidade familiar para enfrentar outros desafios da vida.

A perda de uma pessoa significativa na família pode desequilibrar a homeostase construída pela família geração após geração, pois no ciclo de vida familiar a morte tem um significado diferente para cada membro, assim como para cada uma das fases específicas desse ciclo, exigindo da família um reajustamento sistêmico de ordem emocional e relacional. Os ciclos comportamentais em cada família são governados por um sistema de crenças composto de uma combinação de atitudes, suposições básicas, expectativas, preconceitos, convicções e crenças trazidas para a família nuclear por cada progenitor de sua família de origem. Essa identidade familiar é abalada no momento da morte, bem como, consequentemente, o estabelecimento de conexões entre uma geração e a outra[8].

No momento de receber o diagnóstico de câncer é possível observar em algumas famílias o surgimento de um luto antecipatório. Ainda que a pessoa tenha um prognóstico positivo, a crença familiar já é de morte. A possibilidade de morte simboliza em si a morte da própria família no sentido de frustração de expectativas geracionais e mobilização de segredos familiares nos quais muitas vezes a família se encontra ancorada. É muito comum a sensação de fracasso dos pais com a quebra do equilíbrio das funções parentais, exigindo uma redefinição dos papéis familiares. Esse equilíbrio se perturba tanto no nascimento como na morte, momentos que redefinem as posições familiares, com o acréscimo de que na morte de algum membro da família há uma redefinição do espaço e uma conscientização de nossa própria finitude[9].

Françoise Dolto[10] afirma que só morremos quando acabamos de viver, ou seja, a morte é um fator biológico que põe fim a uma vida. Nenhum outro acontecimento vital suscita no indivíduo pensamentos tão impregnados de emotividade. Cada família tem sua habilidade de expressar e tolerar sentimentos. A flexibilidade para a expressão emocional é necessária por facilitar o processamento de sentimentos sobre a morte.

Worden[11] considera três áreas principais na avaliação do luto em sua relação com sistemas familiares. A primeira é a posição funcional ou o papel que a pessoa falecida desempenhava na família. A segunda é a integração emocional da família, ou seja, a habilidade que essa família tem de ajudar um ao outro a lidar com a morte. A terceira área a ser avaliada diz respeito a como as famílias facilitam ou dificultam a expressão emocional, o padrão de comunicação utilizado para expressar a tristeza.

Em seu livro *Da família ao indivíduo*, Bowen[12] traz o conceito de sistema relacional familiar "fechado" e "aberto" para nos ajudar a compreender as reações da família diante da morte. Assim, o sistema relacional aberto é aquele no qual o indivíduo é livre para comunicar seus pensamentos, sentimentos e fantasias sobre a morte, inclusive durante o processo de morrer. Já no sistema relacional fechado a comunicação é pouca ou inexistente, mostrando-se muitas vezes distorcida e cheia de segredos, adequando-se à necessidade familiar de se proteger da ansiedade ante a morte. Muitas vezes, o indivíduo de uma família de rede relacional fechada acaba morrendo só, prisioneiro de seus próprios pensamentos, pela impossibilidade de comunicá-los aos demais.

Parkes[13] revisou uma série de pesquisas no intuito de observar a funcionalidade do aconselhamento do luto tanto em serviços profissionais como em grupos de apoio voluntariado, concluindo "[...] que os serviços profissionais, os voluntários apoiados pelos profissionais e serviços de autoajuda são capazes de reduzir o risco de transtornos psiquiátricos e psicossomáticos resultantes do luto", principalmente para aqueles enlutados que não contam com uma rede social de apoio muito eficaz.

Nosso trabalho com o grupo de pais enlutados procurou, a partir do relato das experiências, validar essa conclusão, ressaltando o quanto a experiência de luto afeta todos os membros da família e investigando famílias enlutadas pela perda de um filho com câncer. O presente estudo teve como objetivo descrever o trabalho realizado junto ao grupo de pais enlutados, procurando fazer uma análise qualitativa das características e reações típicas na situação de perda de um filho com câncer, de modo a alcançar a reinserção social e o restabelecimento emocional no processo de elaboração desse luto.

Iniciado em agosto de 1996, o grupo foi denominado "Grupo de pais de crianças que já morreram" e objetivava auxiliar os pais após a perda do filho em uma enfermaria oncológica pediátrica, os quais mantinham contato com a psicóloga por telefone, por cartas ou pessoalmente no hospital, demonstrando muita dificuldade em elaborar a perda e, consequentemente, de seguir com suas atividades na vida. Posteriormente, os participantes mudaram o nome para "Grupo de pai enlutados".

Entre 1993 e 1995, antes da formação do grupo, a conduta se limitava ao envio de cartas aos pais das crianças ou adolescentes que morriam na enfermaria ou em casa, compreendendo sua tristeza e solicitando que tivessem paciência para vivenciar o processo de luto. Junto à carta eram anexados um número de telefone para contato com o hospital e o da residência da psicóloga. A disponibilidade para ouvi-los possibilitou muitos contatos por telefone que mobilizaram, a partir das informações recebidas, a ideia de formação de um grupo de autoajuda em que eles pudessem dividir suas dificuldades e as diferentes formas de enfrentamento do luto com outros pais, recebendo paralelamente apoio emocional adequado.

Os objetivos específicos foram os mesmos referidos anteriormente por Worden[14] como os princípios do aconselhamento do luto, quais sejam[15]:

Junto ao Enlutado

- Ajudar a pessoa que fica a se dar conta da perda.
- Ajudar a pessoa que fica a identificar e expressar seus sentimentos.
- Ajudar a viver sem a pessoa falecida.
- Facilitar o reposicionamento emocional da pessoa que faleceu.
- Fornecer tempo para o luto.
- Interpretar o comportamento "normal".
- Fazer concessões às diferenças individuais.
- Oferecer apoio continuado.
- Examinar defesas e estilos de lidar com o problema.
- Identificar a patologia e encaminhar.

Junto à Família

- Reconhecimento compartilhado sobre a realidade da perda.
- Compartilhamento da experiência da perda e sua contextualização.
- Reorganização do sistema familiar.
- Reinvestimento em outras relações e objetivos de vida.

As experiências vivenciadas no grupo eram registradas pela psicóloga em livro-ata logo após o encerramento dos trabalhos, constando também as assinaturas dos participantes. Para facilitar a transcrição, os assuntos foram divididos em temáticas grupais, apresentadas nas Tabelas 12.1 a 12.6, abrangendo desde o ano de início (1996) até o de 2001, e que serão mostradas a seguir. O grupo permaneceu até o ano de 2010.

Luto em Família (Experiência com um grupo pós-óbito infantil1)

Tabela 12.1
1996

Data	Nº de pessoas	Posição na família Pai	Posição na família Mãe	Posição na família Outros	Tempo de morte	Temática trazida
Ago/96	02		X		1,2 anos	Culpa
			X		1,8 anos	Solidão
Set/96	09	X			1,3 anos	
			X		6 meses	Culpa
			X		7 meses	Descrença na cura
			X		1,3 anos	Reparação
			X		1,1 anos	Solidão
			X		1,9 anos	Suporte na fé
			X		2,6 anos	Raiva da instituição
		X	X		3,9 anos	
Out/96	07		X		1,10 anos	Diferentes formas de enfrentamento do luto
			X		1,4 anos	
			X	Tia	2,4 anos	
			X	Irmã e prima	6 meses	
Nov/96	04	X	X		3,11 anos	Formas de enfrentamento do luto
		X	X		2,3 anos	Relacionamento do casal

Tabela 12.2
1997

Data	Nº de pessoas	Posição na família Pai	Posição na família Mãe	Posição na família Outros	Tempo de morte	Temática trazida
Fev/97	06		X		1,10 anos	Culpa
			X		2 anos	Raiva da instituição
			X		2,8 anos	Relacionamento do casal
		X	X	Avó paterna	3 meses	
Mar/97	06		X		1,11 anos	Trabalho
			X	Amiga	2,1 anos	Dinâmica familiar
		X	X	Avó paterna	4 meses	Morte
Abr/97	02		X		2 anos	Dinâmica familiar
			X		2,2 anos	Relacionamento do casal
Mai/97	05		X		2,3 anos	Relacionamento do casal
		X	X		4,6 anos	Culpa
			X		2,1 anos	Raiva da instituição
			X		2,4 anos	
Jun/97	02		X		2,4 anos	Relacionamento do casal
			X		2,2 anos	Terapia
Jul/97	03		X		2,5 anos	Dinâmica familiar
		X	X		8 meses	Terapia
Ago/97	02		X		2,4 anos	Câncer
			X		3,1 anos	Aposentadoria
Set/97	02		X		2,7 anos	Câncer
			X		2,5 anos	Relacionamento do casal
Out/97	02		X		2,8 anos	Relacionamento do casal
			X		2,6 anos	Terapia
Nov/97	03	X	X		8 meses	Morte e luto
			X		2,9 anos	Enterro
Dez/97		Não compareceram ao grupo				

Luto em Família (Experiência com um grupo pós-óbito infantil1)

Tabela 12.3
1998

Data	Nº de pessoas	Posição na família Pai	Posição na família Mãe	Posição na família Outros	Tempo de morte	Temática trazida
Fev/98	03	X	X		2 meses	Raiva
			X		2,9 anos	Diferentes formas de enfrentamento do luto
Mar/98	04	X	X		1,2 anos	Dinâmica familiar
			X		3 meses	Terapia
			X		2,11 anos	Enterro
Abr/98	02		X		4 meses	Relacionamento do casal
			X		3 anos	Gravidez – medos e desejos
						Dependência x independência
Mai/98	Não compareceram ao grupo					
Jun/98	Não compareceram ao grupo					
Jul/98	Não compareceram ao grupo					
Ago/98	02		X		3,4 anos	Abertura para o mundo
			X		8 meses	Referências das lembranças dos médicos da Pediatria
Set/98	02		X		4 anos	Família
						Luto
			X		3 meses	Fé
						UTI
Out/98	01		X		3,7 anos	Doenças na família Necessidade de expansão profissional Filhos como apoio
Nov/98	01		X		3,7 anos	Filhos Dia de Finados Elaborações mais positivas
Dez/98	03		X		3,8 anos	Diferentes formas de enfrentamento de luto
			X		6 meses	Erro médico Intuição forte
			X		2 meses	Aposentadoria Religiosidade

Tabela 12.4
1999

Data	Nº de pessoas	Posição na família			Tempo de morte	Temática trazida
		Pai	Mãe	Outros		
Jan/99	01		X		3,9 anos	Relacionamento do casal Afeto
Fev/99	01		X		3,10 anos	Morte na família
Mar/99	06	X	X	Filha	2,1 anos	Morte Culpa Hospital Nascimento de outros filhos
			X		3,11 anos	
			X		4,6 anos	
			X		6 meses	
Abr/99	03	X	X	Filho mais velho	9 meses	Filho mais velho Possibilidade de mudança
Mai/99	Não compareceram ao grupo						
Jun/99	Grupo adiado para Jul/99						
Jul/99	01		X		4,2 anos	Estabilidade financeira Crescimento pessoal
Ago/99	01		X		4,3 anos	Relacionamento familiar
Set/99	01		X		4,4 anos	Sexualidade da mãe
Out/99	Não compareceram ao grupo						
Nov/99	02		X	Neto	4,6 anos	Interação social Serviço voluntário no hospital
Dez/99	02		X		4,7 anos	Vida Aceitação da fatalidade
			X		5,3 anos	Trabalho Amor

Tabela 12.5
2000

Data	Nº de pessoas	Posição na família			Tempo de morte	Temática trazida
		Pai	Mãe	Outros		
Jan/00			Não houve grupo			
Fev/00	01		X		4,9 anos	Dinâmica familiar Autonomia
Mar/00	02		X		4,10 anos	Nascimento de neto Imprevisibilidade na vida
			X		5,4 anos	Dinâmica familiar (histórico)
Abr/00	01		X		4,11 anos	Saúde Infância Velhice Perdas Relacionamento conjugal Trabalho Serviço voluntariado do hospital
Mai/00	01		X		5 anos	Eminência de morte na família (marido)
Jun/00	01		X		5,1 anos	Morte do marido
Jul/00	02		X		5,2 anos	Própria morte Morte do marido × morte do filho Fotografias
			X		5,8 anos	Rituais (exumação e enterro) Regras institucionais

Experiências em Psico-Oncologia Pediátrica

Tabela 12.6
2001

Data	Nº de pessoas	Posição na família			Tempo de morte	Temática trazida
		Pai	Mãe	Outros		
Abr/01	01		X		1 ano	Ausência, falta do ente querido
Mai/01	01		X		1 ano	Empreendimentos de vida
Jun/01	Ninguém compareceu					
Jul/01	01		X		3 meses	Morte Espiritualidade
Ago/01	02		X		4 meses	Vínculos Trabalho voluntário
			X		1,5 ano	Religiosidade Solidão
Set/01	02		X		5 meses	Problemas psicossomáticos
			X		4 meses	Problemas psicossomáticos/Fé

A Tabela 12.1 revela que a culpa se apresenta de diversas formas no que diz respeito à habilidade de cada um dos pais como cuidador, os quais (mães em sua maioria) se sentiram atingidos em sua confiança básica enquanto cuidadores daqueles que amam e perseguidos por ideias de que, se tivessem agido de outra forma, talvez tivessem impedido a morte. A psicóloga se utilizou da troca de experiência grupal, solicitando que os outros pais relatassem o que haviam feito pelo filho, e os fez perceber que mesmo aqueles que haviam procurado auxílio médico com urgência não conseguiram impedir a imprevisibilidade da morte e a fatalidade decorrente da falta de resposta ao tratamento, desmistificando a ideia de que a doença seria uma punição divina e, principalmente, ressaltando as reais possibilidades de ação desses pais perante as dificuldades vivenciadas pelo filho. Nesse momento foram discutidos e esclarecidos novamente todos os passos do tratamento e a equipe médica colocada à disposição para qualquer esclarecimento complementar.

Além disso, houve a liberação (carregada de culpa) de antigos segredos familiares, como adoção, filhos ilegítimos ou tentativas anteriores de aborto. Nesse momento se tornou indispensável o acolhimento do grupo sem julgamentos para que a pessoa também pudesse perceber a possibilidade de agir diante daquela situação.

Houve a expressão de remorso por não ter sido feito tudo o que o filho pedia, por terem mantido as limitações mesmo com o filho doente. Percebeu-se que, quanto menor o apoio familiar ao enlutado, maior a culpa, aumentando o tempo de ligação com o filho morto na tentativa de reparação dessa culpa imaginária. A psicóloga ressaltou a função dos membros do grupo enquanto pais, seus deveres na educação, lembrando-lhes que os pais que amam também impõem limites e que isso significava para o filho a crença na possibilidade de cura por ser tratado sem diferenças por causa da doença.

Quanto maior o desequilíbrio no relacionamento do casal, maior o sentimento de solidão e de abandono expresso pelas mães. O conflito do casal, anteriormente colocado em segundo plano, pôde aumentar nesse momento na tentativa de burlar o sofrimento da perda ou modificar seu momento de vida. Procurou-se discutir com o grupo as mudanças e o tempo adequado para implementá-las para que não fossem vivenciadas novas perdas. Os pais que se dispusessem a discutir sobre o relacionamento do casal no grupo seriam acolhidos e ouvidos. Aqueles que quisessem discutir separadamente seriam respeitados e atendidos posteriormente.

Foram detectados estilos diferentes de enfrentamento do luto com a utilização de amuletos, medalhões ou fotografias do filho como forma de elaboração gradativa da perda. Nossa cultura parece querer extirpar do coração materno a imagem do filho morto, e esses "amuletos" parecem cumprir um ritual silencioso, garantindo que a mãe ainda pensa no filho, apesar de não poder falar sobre ele, principalmente muitos anos após a perda. Outros se utilizaram da fé como forma de enfrentamento, principalmente por garantir um reencontro com a pessoa perdida, e chegaram a realizar pequenos rituais no grupo, como a leitura da Bíblia ou orações que foram devidamente contextualizadas como formas de enfrentamento pessoal, mas que também poderiam ser utilizadas como fonte de apoio por aqueles que desejassem.

Um pai se referiu à bebida como uma fonte de apoio, bem como ao receio familiar de estar diante de um quadro de alcoolismo associado à estagnação no trabalho. Procurou-se incentivar a busca de apoio familiar, uma vez que a esposa também fazia parte do grupo, voltando a atenção para as necessidades da outra filha e as demandas por um pai mais presente. Para isso foram relembradas as capacidades do pai como cuidador e sua eficiência enquanto suporte familiar durante todo o período de tratamento, procurando dissociar a morte da filha de um fracasso paterno.

Expressaram-se sentimentos de raiva dirigidos à instituição, como se personificasse a morte, principalmente nos casos de falecimento em UTI, quando as mães não puderam ter contato com o corpo do filho logo após a perda, dificultando o desapego necessário no momento da separação. Percebeu-se, também, que muitas vezes era necessário que a raiva fosse dirigida a alguém de fora da família para que novas perdas não fossem vivenciadas. Procurou-se falar da raiva como um sentimento muitas vezes necessário no momento de separação, permitindo sua expressão no grupo sem procurar justificá-la ou adequá-la em defesa das regras institucionais. A descrença na cura do câncer e a sensação de ser enganado pela ciência também se fizeram presentes com a necessidade de desmascarar a instituição como cuidadora daqueles que têm câncer, definindo-a como causadora de todo o sofrimento e dor. Esse momento necessário para a elaboração do luto foi respeitado, contendo-se aqueles pais que, já em processo de elaboração de outro luto, tendiam a tentar impedir essas expressões de rancor.

Percebeu-se a necessidade de acolher outras pessoas da família que não necessariamente o pai e a mãe. A presença de uma irmã e de uma prima foi extremamente significativa por possibilitar o compartilhamento da dor (mãe e filha) de uma maneira conjunta, alertando-se a mãe sobre a necessidade da filha de 12 anos de também falar de sua tristeza pela perda do irmão.

Na Tabela 12.2 é possível constatar a pequena participação de casais no grupo, apenas cinco, comparando-se os 4 anos de existência do grupo. É importante esclarecer que esses casais participaram de maneira mais integrada durante todo o tratamento do filho, inclusive com a permanência do pai acompanhando o filho, e não apenas da mãe. Percebeu-se que a vivência da experiência de internação também os unificava, pois tinham como partilhar a angústia com mais clareza a respeito de suas sensações. Pontuou-se o estresse presente no período de internação em razão do permanente estado de alerta que mantinham durante o cuidado prestado ao filho doente e sua insistência após a perda com somatizações frequentes.

A onda de choque emocional que reverbera por todo o sistema familiar muito tempo após a perda de um membro importante também se tornou o foco das discussões. Muitos se permitiram detalhar sua "rede" familiar, compreendendo o papel ocupado pelo filho morto e enfrentando a necessidade de lidar com as mudanças de maneira mais positiva.

Pais de filhos excepcionais (com limitação cognitiva significativa) ou portadores de alguma deficiência verbalizaram sobre o sentimento de falta mais premente devido à vida fusional que estabeleciam antes mesmo do tratamento e da perda do filho por câncer, dificultando a visualização de novos objetivos.

Percebeu-se que a ausência de uma rede familiar de apoio também pode favorecer uma espécie de fixação na instituição, como se ocupasse o lugar afetivo da família, o que explica a necessidade de alguns pais permanecerem vinculados ao hospital como única forma de afeto ou até mesmo a única razão de viver. Outros retornam na tentativa de encontrar no ambiente hospitalar o filho morto, transferindo para a instituição o antigo cuidado reservado ao filho e se tornando excelentes voluntários ou doadores.

Observou-se o quanto as datas comemorativas (Dia das Mães, de Finados, das Crianças) são carregadas de sofrimento, exigindo doses maiores de apoio e escuta nessas datas específicas. Principalmente o Dia de Finados possibilitou ao grupo verbalizações sobre enterros, mortes e outras simbolizações associadas à perda de um ente querido.

Em alguns grupos foi discutida a necessidade de encaminhamento de alguns pais para uma terapia mais sistemática em virtude da exacerbação dos conflitos conjugais após a morte do filho. Verificou-se grande resistência à procura de terapia individual. Apenas uma das mães acatou a proposta. Essa atitude se justifica pelo aumento da sensação de solidão e abandono que normalmente é compartilhada no grupo.

Um casal teve presença mais constante no grupo e foi paulatinamente deixando de falar sobre o tratamento da filha, trabalhando os conflitos familiares e de casal e se desfazendo (somente 1 ano após a morte) das roupas da criança morta para só então gerar uma nova filha. A visão da morte como a possibilidade de mudança para uma vida melhor foi extremamente difícil de ser aceita diante do sofrimento vivenciado pela filha durante todo o período de tratamento. Para esses pais, o "fracasso" em diminuir o sofrimento da filha os impedia de ser felizes novamente. Foram relembradas suas possibilidades enquanto pais e suas limitações diante da morte.

A própria finitude se tornou tema de um dos encontros, acompanhada da forte angústia decorrente da morte e do medo de perder o controle sobre a própria vida. Percebeu-se que novas situações de doença na família, mesmo que não se trate de câncer, reeditam o sentimento de fracasso pela perda do filho. Outras situações associadas à finitude ou à redução da capacidade de atuação na vida, como a aposentadoria, também angustiam profundamente, em especial aqueles que utilizaram o trabalho como fonte de apoio para o enfrentamento da perda.

Verificou-se a dificuldade de algumas mães resgatarem sua própria identidade por terem assumido por muito tempo a identidade do filho doente, sendo chamadas de "mãe de...", e se sentindo amadas apenas pelo fato de cuidarem do filho doente. Com a morte desse filho, receavam deixar de ser amadas, prolongando esse luto por mais tempo que o necessário. Nesses casos, principalmente, foi evidenciada a eficácia do grupo como fonte de apoio, pelo fato de se apresentarem com o próprio nome e irem aos poucos falando de seus desejos e diferenças individuais, sentindo-se aceitas com sua própria identidade.

A Tabela 12.3 comprova a importância das trocas entre os diversos participantes do grupo. Pais que haviam perdido uma filha apenas 1 mês antes conviviam com outros que vivenciaram a perda há 2 anos. Esse contraponto possibilitou conversas sobre diferentes estilos de enfrentamento e a tranquilização quanto a sensações consideradas anormais ou enlouquecedoras por aqueles que estavam há tão pouco tempo passando pelo sofrimento da perda. Observou-se que nem sempre o tempo de morte correspondia a uma melhor elaboração do luto. Muitos pais que haviam perdido o filho mais de 2 anos antes se sentiram extremamente apoiados ao encontrar casais mais fortalecidos no estágio inicial de luto, pois esse comportamento permitia que eles relatassem novamente a própria perda, revestindo-se de mais coragem também para confortá-los. Eles pareciam haver encontrado um igual forte o suficiente para ouvi-los, mas que também precisava ser confortado.

Alguns pais levantaram a situação de doença e a consequente necessidade de tratamento como uma perspectiva de mudança de vida a partir da ampliação da rede social de apoio. Muitos fizeram mudanças significativas (de cidade ou mesmo de estado) em função do tratamento e agora sentiam dificuldade em lidar com esse paradoxo – melhora de vida × perda do filho. Como administrar a dor da perda ou experimentar a expansão de possibilidades na vida *versus* a falta e o sofrimento da perda?

Constatou-se o quanto a escuta e o acolhimento do grupo foram indispensáveis nesse momento, partilhando a dor da perda, mas ratificando a continuidade da vida e a necessidade de se manter aberto a mudanças, mesmo que de forma drástica. A psicóloga pôde compreender o quanto a identificação com a dor do outro tornou os pais mais pacientes e amorosos uns com os outros.

O desejo de novos filhos, acompanhado do temor de vir a ter um filho doente, surgiu nas verbalizações de dois casais. Constatou-se, nesse momento, a importância do fornecimento de dados de realidade a partir de conversas com os médicos. As estatísticas e a probabilidade de virem a ter um novo filho com câncer foram trazidas e novamente a equipe médica foi colocada à disposição (por telefone) para mais esclarecimentos. Um sentimento de traição referente ao filho morto também acompanhava o desejo de ter novos filhos. Um novo filho poderia representar o início da felicidade e da vida. Como poderiam ser felizes sem o filho morto? Como poderiam continuar a viver se antes aquele filho representava a própria vida?

A psicóloga procurou tranquilizá-los de que nada substituiria a "falta", que o lugar do filho morto estaria sempre preservado independentemente de o casal continuar a evoluir. Foram discutidas as possibilidades de cada um diante das dificuldades da vida e a valorização das diferenças individuais e possibilidades de escolhas a cada momento. Discutiu-se a realidade da morte como uma escolha ou como a única possibilidade diante de uma fragilidade corporal muito intensa.

Também foram discutidas a dificuldade de se desapegar dos objetos (roupas, brinquedos, mamadeiras etc.) do filho morto e a importância de respeitar o tempo interno de cada um. Alguns conseguiam fazer isso logo após a perda, enquanto outros ainda guardavam alguns objetos significativos. Discutiu-se sobre a "mumificação" ou paralisação, quando se mantém o quarto do filho intacto na esperança de mantê-lo vivo mediante a manutenção de seu ambiente na casa. Comentou-se, a partir desses fatos, o medo de mudanças ou a necessidade de manter o crescimento pessoal em suspenso em virtude do receio de vivenciar novas perdas. Constatou-se que a aceitação das mudanças de papéis familiares decorrentes da morte de um membro da família exige mais tempo para ser internalizada, principalmente quando a família não se apoia mutuamente, não sendo solidária na tristeza e cobrando mudanças individuais sem compreender que a mudança é familiar.

A diferença de idade dos participantes do grupo se revelou importante, principalmente entre as mães. Temas sobre sexualidade foram discutidos com a troca de experiências sobre o relacionamento do casal e as diferentes formas de lidar com o sexo masculino. Mães muito novas que haviam perdido a única filha se sentiam inseguras com relação a uma nova gravidez em virtude da forte sensação de fracasso em sua habilidade enquanto cuidadoras. A troca com mães mais experientes e que mesmo assim perderam o filho diminuiu a sensação de fracasso e possibilitou falas de apoio e incentivo à maternagem. As diferentes formas de criação familiar e os vários tipos de mães (carinhosas, ríspidas, rígidas, pegajosas etc.) foram lembrados, sendo compreendida a interferência dos modelos familiares na maneira de se relacionar com os filhos.

Por 3 meses consecutivos nenhuma pessoa compareceu às reuniões, sendo percebida a importância de não mudar a data dos encontros. Observou-se que, diante da imprevisibilidade da morte e da falta de controle sobre suas expectativas diante da vida, a rotina é indispensável para os pais, possibilitando o controle e planejamento necessários como forma de enfrentamento das situações desagradáveis e os auxiliando a lidar com a perda.

Diante disso, levantou-se a hipótese de que o não comparecimento teria ocorrido em razão da mudança da data de um dos grupos, o que favoreceu a quebra da rotina. Procurou-se avaliar esse dado mediante o contato com os pais que participavam espontaneamente dos grupos mais recentes, analisando a funcionalidade desses encontros e se a "quebra" faria parte da evolução normal do processo do grupo, visto que o objetivo final era a reinserção de cada pai ou mãe em suas atividades sociais com a retomada de sua produção e da criatividade em prol de si próprios.

Duas mães e dois casais foram contatados por telefone. A psicóloga esclarecia que estava ligando para compreender melhor o processo vivido pelo grupo, buscando avaliar seus pontos positivos e negativos segundo o julgamento individual referente aos sentimentos daqueles que iam às reuniões com mais frequência. Ela sempre voltava a frisar que a frequência não era uma obrigação de nenhum dos pais, mas que para ela seria indispensável saber em que pontos o grupo havia realmente sido útil e em quais atrapalhara o processo de luto.

Todas as pessoas contatadas fizeram as seguintes avaliações acompanhadas de depoimentos pessoais:

- A identificação com os demais componentes do grupo contribuiu para o enfrentamento e a ampliação do aprendizado sobre diferentes formas de enfrentar a perda (por exemplo: "Senti força nela [referindo-se a outra mãe], a mesma faixa etária, o mesmo tipo de problema, o fato de ela fazer um brochinho dele [referindo-se ao filho da outra], me identifiquei com ela") ou: "...ver que não tinha só eu que passei por aquele sofrimento. Sou muito tímida, muito trancada, o grupo me fez dialogar com as pessoas").
- O grupo como único espaço para a expressão das próprias individualidades e priorização das necessidades individuais. Verbalizações como "Era o canto que eu tinha" ou "Estou em pensamento com você" fortalecem a importância desse espaço de fala ou simplesmente desse lugar no grupo.
- O grupo funcionando como aprendizado e consolo para possibilitar o acolhimento de outros pais porventura encontrados em outros lugares, como no cemitério, local muito comum de encontro de pais enlutados. Ampliação do contato social, iniciando-se com aqueles que partilhavam de um sofrimento comum (por exemplo: "O grupo me aliviou muito. Vi mais gente que sofreu o que eu sofri. Tirou um pouco da minha culpa. Os médicos culpam a gente também. Achava que foi um descuido meu, que eu não nutri ele direito. O grupo me fortaleceu, vi gente mais conformada do que eu. O grupo foi um consolo").

- Comentários sobre a pequena participação do pai justificada pela maior dificuldade do homem para enfrentar a realidade (por exemplo: "Homem não gosta de ficar vendo a realidade. Já a mãe quer descarregar a agonia").
- O retorno ao trabalho de maneira intensa foi a justificativa de três das seis pessoas contatadas. Algumas vezes as verbalizações sobre o trabalho eram acompanhadas de comentários sobre as mudanças visuais e o retorno ao cuidado com a própria pessoa (por exemplo: "Estou fazendo curso de computação, trabalhando e cortei o cabelo"). Elas pareciam querer ser apoiadas em sua mudança, sendo novamente desculpadas pelo fato de estarem reassumindo o controle de suas vidas.
- A geração de novos filhos também foi expressa por um casal associada a verbalizações de haver conseguido lavar a roupa da filha falecida. Novamente a necessidade de conclusão de situações anteriores para poder permitir um movimento de expansão na vida.
- A inserção no serviço voluntariado do hospital também funcionando como ponto de apoio e sucesso no retorno às atividades sociais e produtivas da vida.

Avaliou-se a importância da continuação do grupo por terem sido alcançados com sucesso os objetivos de reinserção social. Foi solicitada a ampliação das técnicas de dinâmica de grupo por aqueles mais assíduos, o que foi devidamente avaliado pela psicóloga e inserido com sucesso nos grupos posteriores. Com a continuidade das reuniões alguns desses pais retornaram para mostrar e relatar as mudanças alcançadas, expressando com mais alegria a abertura para o mundo. Perguntas sobre o hospital e a vida dos médicos da equipe de Pediatria também foram marcantes nessa fase. Os membros do grupo pareciam poder agora olhar para o hospital também como um lugar de vida.

Em alguns momentos a religiosidade se fez presente de uma maneira muito intensa, quando duas mães passaram a discutir as opções diante da perda. Ambas haviam encontrado na fé a forma de enfrentamento para situações inexplicáveis como a morte. Após as pregações religiosas, puderam questionar a UTI (onde ambas haviam perdido seus filhos) e as manchas encontradas nos corpos dos filhos. Pareciam precisar acreditar que os filhos não ficaram sozinhos no ambiente de UTI, mas com Deus, com alguma força maior que os ampararia por não estarem a seu lado.

À medida que algumas mães permaneciam mais tempo ligadas ao grupo, mais ele assumia a função terapêutica para o enfrentamento de outras mudanças familiares, como doença do marido, instabilidade financeira, expansão profissional, sexualidade etc. O grupo, nesse momento, parecia assumir para essas pessoas a função de um objeto transicional ocasionalmente lembrado em situações de grandes mudanças, daí a importância de sua continuidade enquanto espaço transicional para a retomada de atitudes positivas diante da vida.

A psicóloga passou a perceber que o grupo se estendia para além dos limites da clínica, ou seja, fora do espaço físico e do período de reuniões. Pais que participavam do grupo auxiliavam outros que não participavam, mas que também haviam perdido um filho (ainda que não de câncer), contando suas experiências no grupo. Do mesmo modo, diversos pais foram apoiados por telefone pela psicóloga, em casa, no hospital ou por intermédio dos médicos da equipe. Algumas experiências do grupo foram partilhadas (com a devida permissão) com outros profissionais da equipe no sentido de apoiá-los caso fossem procurados por um dos pais. Confirmou-se a importância do envio das cartas pós-óbito, mesmo que os pais não pudessem comparecer ao grupo, uma vez que essas cartas funcionavam como apoio e um lembrete da disponibilidade de ajuda.

Questionamentos sobre erro médico também se fizeram presentes, sendo indispensável trabalhar com as duas possibilidades:

1ª) O questionamento estar relacionado com uma dificuldade dos pais em elaborar a perda, sendo indispensável encontrar um culpado a quem dirigir toda a raiva.

2ª) O resultado da má comunicação entre os familiares e a equipe médica no momento da morte, aumentando as distorções.

Em ambas, a escuta paciente foi importante no sentido de detalhar a situação para diferenciar o processo. Em alguns casos, novamente a equipe médica foi colocada à disposição para maiores esclarecimentos. Alguns pais se negavam a ter esse contato. Nesse caso eram utilizadas técnicas de dramatização em que eles conversavam com a psicóloga como se ela fosse o médico, desenvolvendo habilidades para o enfrentamento da falta de respostas que, a partir da perda do filho, faria parte de suas vidas.

Os dados mostrados na Tabela 12.4 revelam que, com a continuação do grupo, alguns participantes antigos retornaram com temáticas associadas à dinâmica familiar e ao relacionamento do casal. Estavam em outro processo de elaboração do luto, envolvendo a aceitação e a compreensão da mudança da dinâmica familiar a partir da perda do filho.

Uma mãe relatou a dificuldade em retornar ao hospital para lidar com uma nova situação de câncer na família (cunhado) e aos poucos pôde ir separando os casos, enfrentando uma nova possibilidade de perda, mas sem a necessidade de se mostrar forte para ninguém.

Novamente, o hospital foi definido por uma das mães como uma grande família afetiva. A percepção de que a doença da filha possibilitou o aumento de trocas afetivas com a equipe hospitalar e a sensação de nunca ter sido tão apoiada geraram um conflito que essa mãe não podia aceitar a respeito de o quanto poderia ser positivo receber e expressar afeto, deflagrando a grande dificuldade de se perdoar por não ter tocado a filha de uma forma mais afetiva em razão do receio de associar esse movimento à proximidade da morte, ou seja, a mãe estaria mais afetuosa porque ela estava morrendo.

Tratava-se de uma mãe bastante rígida consigo própria, e o grupo pôde ouvir e fazer colocações, como "Você não precisa ter esta necessidade de mostrar que é forte", ou pedindo-lhe para ter paciência consigo – "Quando sentir saudade, vá para o TEMPO e agradeça". A psicóloga, ao perceber o grande impacto provocado pelo turbilhão de emoções expresso por essa mãe, deixou que o grupo fizesse suas colocações para que essa mãe pudesse se sentir acolhida, "tocando" o grupo e verificando que a expressão de afeto também pode ser associada à mudança de vida e não necessariamente a situações de finitude e morte.

Durante o ano de 1999 foi observado um aumento no número de telefonemas recebidos pela psicóloga tanto em sua residência como no hospital. Diante das experiências vivenciadas no grupo, a psicóloga passou a comentar (após a devida permissão do grupo), com os pais que requisitavam, os diferentes tipos de enfrentamento do luto experimentados por outros pais. Percebeu-se que isso levava os outros pais a não se sentirem tão sozinhos em sua dor e aceitassem com mais facilidade as dificuldades ocasionadas pela perda.

Certa vez, uma família completa (pai, mãe e filho mais velho – pequeno núcleo familiar) teve a oportunidade de trabalhar seu luto em uma sessão de grupo. Falou-se sobre a perda do "filho ideal" e sobre ficar e permanecer com um filho limítrofe que jamais poderia cuidar deles na velhice. Vemos aqui as expectativas que os pais colocam sobre os filhos como perpetuadores de sua espécie, como cuidadores, como formadores de sua história pessoal e familiar. O "filho ideal" quase chegou a ser "santificado" em sua pequena cidade em virtude do sofrimento experimentado com lucidez e consciência muito grandes para uma criança de 8 anos. Da mesma maneira, o irmão limítrofe, após a morte do irmão, insistia em ser seminarista, procurando, com seus poucos recursos intelectuais, suprir a falta do irmão "santificado". A psicóloga tentou tornar mais clara a situação para os pais, procurando apresentar as possibilidades do filho que permanecera e evitando comparações que idealizassem ainda mais o filho morto e destruíssem os esforços de crescimento do filho presente.

Duas mães se tornaram muito assíduas no grupo e em alguns momentos passaram a funcionar como ponto de apoio e escuta paciente para os que chegavam. A psicóloga pôde perceber lentamente a reconstrução da vida e da independência de cada uma delas com melhorias no trabalho, maior estabilidade financeira, retomada de novos parceiros sexuais, enfim, um novo encontro com a vida, sem culpa, com uma maior expressão do desejo pessoal, permitindo-se chorar por outras perdas e recuperar seu espaço no mundo e compreendendo que todos estão sujeitos ao sofrimento, o qual não está associado a uma punição, fracasso ou à desobediência a Deus.

O acompanhamento oferecido aos pais enlutados no ano 2000 (Tabela 12.5) se caracterizou pelo aumento da procura de mães no hospital e, consequentemente, o maior envolvimento da equipe também no apoio a esses pais. A psicóloga credita esse aumento à partilha de experiências entre os grupos anteriores e a equipe médica, que recebeu mas informações para apoiar os pais sem se sentir tão ameaçada pelo "fracasso" de não ter alcançado a cura da criança doente. Muitas vezes, a percepção de toda a dinâmica familiar também justificou a dificuldade de resposta ao tratamento de determinadas crianças, levando à conclusão de o quanto o adoecer representa realmente uma situação biopsicossocial e espiritual.

No atendimento em grupo, duas mães, já consideradas "âncoras" do grupo, continuaram comparecendo com mais frequência. Definem-se como "âncoras" os participantes que, já em processo mais avançado de elaboração do luto, passam a funcionar como apoio mais eficaz para os que ainda estão nos estágios iniciais. Uma delas pôde elaborar com o grupo a morte do marido e estabelecer a diferença entre a perda de um filho e a de um parceiro.

Como ambas exibiam um comportamento já bastante adequado às suas perdas, em alguns momentos propus dinâmicas que foram muito bem aceitas e mobilizaram outras discussões sobre a rede familiar de cada uma e as possibilidades de transformação na vida a partir da compreensão das próprias necessidades e funções diante desse sistema familiar. Ambas eram de uma faixa etária muito próxima e puderam conversar sobre a morte pessoal e as diversas simbolizações que acompanham esse tema, como enterro, exumação e religiosidade. Novamente as regras institucionais foram lembradas e a frieza do "pacote" (a forma como o morto é embrulhado para seguir para o necrotério no hospital) foi discutida e questionada como uma real necessidade.

Os dados apresentados na Tabela 12.6 deixam à mostra o grande número de grupos com apenas uma ou duas pessoas, porém todos os participantes estavam cientes da existência de um grupo maior que os apoiava, seja por telefone, seja por relatos de experiências repassados pela psicóloga. Assim, manteve-se a proposta sistêmica determinada no início do trabalho. Em 2001 ficou evidente o aumento tanto da procura de mães ao hospital como da "acolhida" por todos da equipe, comprovando a importância das informações fornecidas à equipe sobre os familiares da criança que morreu para o fortalecimento do vínculo com o trabalho e a continuidade da vida.

A partir da análise dos resultados obtidos, foram observadas mudanças significativas na maioria dos membros do grupo, sendo relatadas de forma subjetiva as diferenças relacionadas, principalmente, ao aumento da autoestima e à diminuição do sentimento de culpa. Percebeu-se que os pais que antes não conseguiam falar sobre o filho sem se angustiar passavam a se lembrar de experiências positivas vividas com ele, inspirando-se nesses momentos de maneira menos melancólica e com mais disposição para enfrentar as dificuldades da vida. Mudanças significativas de comportamento passaram a acontecer, favorecendo e facilitando a ressocialização. Do mesmo modo, foi identificada uma redução considerável dos sintomas psicossomáticos relacionados às síndromes de angústia, como falta de ar e insônia, possibilitando uma melhor atuação no trabalho e nos meios familiar e social.

A psicóloga pôde confirmar a importância do grupo na reorganização afetiva, conjugal e familiar, funcionando como porto seguro ou objeto transicional de apoio em momentos difíceis, mesmo alguns anos após a perda.

Com a divulgação do grupo e de seus resultados para os demais membros da equipe (principalmente a equipe médica e de enfermagem), melhorou consideravelmente a acolhida aos pais que procuravam o ambiente hospitalar no momento de luto. Pais que comentavam haver recebido a carta-convite, mas que não poderiam comparecer na data determinada, sentiram-se apoiados na visita ao hospital mesmo quando a psicóloga não estava presente. Por outro lado, os relatos da equipe médica à psicóloga sobre esses encontros aumentaram, possibilitando o fortalecimento e a reestruturação da atuação diante das situações de morte e até mesmo durante todo o período de tratamento com a criação de novos recursos de trabalho e a maior compreensão do processo de luto.

Os temas mais recorrentes no grupo foram:

- *Relacionamento conjugal:* foi observada grande dificuldade do casal em restabelecer a comunicação após a morte do filho, e ambos se sentiam fracassados em suas expectativas geracionais e regredidos em sua expressão afetiva, com tendência maior de se voltarem para a família de origem (pai e mãe) do que de se apoiarem na própria relação (família nuclear).
- *Dinâmica familiar e morte:* verificou-se a necessidade de falar sobre outras perdas na família e as mudanças significativas de papéis familiares, sendo expresso o receio de fracasso diante de novas mudanças. Por outro lado, qualquer nova situação de ameaça familiar (morte ou doença de outro membro da

família) possibilitava o retorno ao grupo como lugar de apoio e enfrentamento.
- **Diferentes formas de enfrentamento do luto:** a percepção de que o sofrimento pode ser superado de diferentes maneiras, de acordo com a individualidade de cada um, possibilitou para muitos do grupo uma maior abertura para o mundo com melhorias principalmente no trabalho.
- **Culpa:** temática que permeou todas as reuniões em grupo, funcionando como elemento que dificultava a expansão. A necessidade de se autoacusar ou de encontrar um responsável pelo sofrimento surgiu principalmente como foco daqueles que iam pela primeira vez à reunião.

A experiência de trabalhar com pais enlutados fortaleceu minha necessidade de aceitação e finalização das situações de morte para uma melhor atuação na vida. Poder compartilhar o luto com esses pais ampliou minha capacidade de escuta, amadureceu minha atuação como profissional durante o período de diagnóstico e internação, desculpabilizou a equipe e, principalmente, auxiliou muitos pais a se reintegrarem socialmente com mais facilidade.

Com esse estudo eu percebi o quanto a morte, dentre todas as experiências humanas, impõe os desafios mais dolorosos para as famílias, mas também que ela pode fazer desabrochar o potencial de crescimento desse núcleo familiar, uma evolução para a saúde, e não necessariamente uma interrupção do crescimento ou, pior, a produção de novas doenças e mortes, simbólicas ou reais.

Para mim foi importante confirmar que "a morte e a perda confundem os limites entre 'nós' e 'eles'"[15] – de repente eu me via partilhando minhas próprias perdas e explorando minha própria mortalidade. Muitas vezes busquei meus próprios legados de perda e formas de enfrentamento para compartilhar com esses pais, procurando exemplos simples e concretos que pudessem ser compreendidos e aceitos ou inseridos no arsenal individual de cada um como mais um instrumento de apoio diante de tanta dor. A inflexibilidade com que algumas famílias lidavam com a perda de um filho, resistindo a mudanças e se martirizando com um rancor sem fim, confirmou a importância do apoio continuado ao enlutado, um espaço de escuta, uma metáfora de cuidados maternos[16] para podermos então trabalhar esse desapegar que é o morrer e a separação para aqueles que ficaram.

Enquanto membro de uma equipe de Psico-Oncologia Pediátrica, desenvolver esse trabalho ampliou o acolhimento da equipe a partir do instante em que promoveu um olhar mais integrado da vivência familiar após a perda de um filho. De algum modo, liberou a permissão para pequenas singularidades próprias do momento da perda e que posteriormente foram lembradas com apreço pelos pais durante as reuniões de grupo como um acolhimento possível e singular capaz de caracterizar um registro de encontro diante de uma situação tão difícil.

Relação Terapeuta-Paciente Aplicada à Criança
(O atendimento psicológico em Pediatria – uma tentativa de sistematização[1])

Sempre fui extremamente preocupada em oferecer uma escuta qualificada às crianças em tratamento oncológico. O estudo da Psicanálise Aplicada e da Psicoterapia Dinâmica muito me ajudou, e é com base nesse conhecimento que faço as considerações presentes neste capítulo, associando-o a casos clínicos e a questionamentos sobre a minha própria intervenção.

Em virtude dos longos anos de trabalho com crianças, tanto do ponto de vista clínico como hospitalar, desejo que esta leitura, além de estimular novas práxis, possa, principalmente, destacar condutas comuns para que sejam respeitadas as medidas básicas junto a uma criança enferma, independentemente da abordagem psicológica adotada, observando, porém, as características psicossociais e históricas de cada criança e de seu cuidador. Tento funcionar como uma mãe "suficientemente boa", expressão cunhada por Winnicott[2] com inspiração nos processos de constituição do psiquismo da criança, que, segundo ele, depende de uma mãe presente, protetora, que apresente o mundo real na medida certa para que o bebê possa suportar. É isso que pretendo oferecer – minha realidade com a criança hospitalizada – convidando o leitor a acompanhar meus questionamentos e estruturações a respeito de um atendimento que possa promover uma atenção integral à criança e a seus familiares.

Também por ser psicóloga de crianças, acostumada a retornar às origens do cuidar e aos aspectos da maternagem[3] (independentemente de quem ocupe essa função[4]), considero importante resgatar alguns aspectos históricos sobre o surgimento da especialidade pediátrica dentro da Medicina. Pretendo, assim, contextualizar essa criança dentro da história da saúde no Brasil e no mundo, apontando semelhanças e diferenças na arte do cuidar e buscando aspectos consistentes para chegarmos a um futuro mais construtivo.

Quando a criança passou a ser vista de maneira diferenciada? Será que ainda mantemos inconscientemente leituras a respeito dessa criança como um adulto em tamanho menor, como no século XI (quando as crianças representavam os adultos em escala reduzida), mesmo que saibamos conscientemente que existem diferenças orgânicas e psíquicas? Como lidamos com o excesso de informações absorvido pelas crianças e que nem sempre corresponde a uma estrutura interna fortalecida para enfrentá-lo ou absorvê-lo de maneira coerente? Como fazer valer a certeza de que a criança precisa ser informada sobre suas dificuldades e os processos agressivos ou invasivos que venha a sofrer diante de qualquer enfermidade?

Pretendo aqui reafirmar os direitos das crianças e adolescentes hospitalizados, já tão bem especificados pelo Conselho Nacional dos Direitos da Criança e do Adolescente (CONANDA), porém facilmente engavetados nas mais diversas instituições que as atendem. É necessário que a criança possa falar, dizer o que está sentindo, ter a liberdade de se expressar, de ser informada, mantendo seus direitos enquanto cidadã, mas respeitada em sua capacidade de apreensão das dificuldades de acordo com sua prontidão cognitiva e a necessidade emocional.

Alguns Momentos Importantes na História da Pediatria

O termo *pediatria* surgiu pela primeira vez em 1722, no tratado *Pediatria prática*, de T. Zwinger, um médico alemão. Somente na segunda metade do século XX, quando o desenvolvimento e os progressos se fizeram mais constantes, foi possível reduzir a mortalidade infantil[5].

Cabe lembrar que, na Europa, apenas em 1538 surgiram as estatísticas oficiais sobre a população infantil. Entretanto, a História revela que até o fim do século XVII persistia o infanticídio tolerado:

Não se tratava de uma prática aceita [...] O infanticídio era um crime severamente punido. No entanto, era praticado em segredo, correntemente, talvez camuflado sob a forma de um acidente: as crianças morriam asfixiadas naturalmente na cama dos pais, onde dormiam. Não se fazia nada para conservá-las ou para salvá-las[6].

Philippe Ariès, que escreveu *História Social da Criança e da Família*, ressalta que a partir de 1764 surgem na Europa novos estudos sobre a educação infantil em busca de uma maneira mais sensível de educar a criança, com maior consciência a respeito de sua importância, conquistando, assim, um lugar no "coração dos humanos". Contudo, a moral excessiva, principalmente a religiosa, também se apoderou dessa oportunidade de controle. A criança, que antes se tornava companheira natural do adulto a partir dos 7 anos (o que também era um extremo), foi subitamente impedida de participar das discussões adultas e voltou a ser "aquela que não fala" (*"enfant"*). Passou-se a admitir que essa criança não estava madura para a vida, sendo então preciso submetê-la a um regime especial, a uma espécie de quarentena, antes de deixá-la se unir ao meio social adulto.

Em 1788, os cuidados com a criança doente passaram a ser mais sistematizados, quando, em Viena, foi criado o primeiro instituto para enfermidades infantis, encerrando-se assim um ciclo de "seleção natural" em que as mais frágeis morriam. Em 1877 passou-se a investigar melhor as causas da mortalidade infantil. Em 1860 foram realizadas as primeiras cirurgias infantis e em 1865 foi criada, em Paris, a primeira Sociedade Protetora da Infância[7].

As publicações caracterizadas por apresentar um estudo psicológico mais direcionado às crianças surgiram na década de 1960. Autoras como Françoise Dolto e Maud Manonni, psicanalistas francesas, muito valorizaram o discurso infantil e sua inter-relação com os demais conflitos familiares, correlacionando os avanços na cura dos sintomas orgânicos à permanência dos "não ditos" à criança, provenientes da pouca importância dada à maneira adequada de se dirigir às crianças de acordo com sua necessidade emocional.

Ainda hoje, como lembra Françoise Dolto, "todas as crianças sobrevivem, principalmente aquelas muito sensíveis, que outrora simplesmente morriam"[8].

O Ensino da Pediatria no Brasil

No Brasil, somente com a chegada de D. João VI e da Família Real Portuguesa, em 1808, surgiram as primeiras instituições de ensino da Medicina (a Faculdade de Medicina da Bahia, em Salvador, e a Faculdade de Medicina do Rio de Janeiro). Até então as doenças eram tratadas predominantemente por curandeiros indígenas e africanos[9].

Até o século XVIII não era dada uma atenção especial à criança. O primeiro cuidado era assistencial, quando em 1738 surgiu a Roda dos Expostos, na Casa de Misericórdia do Rio de Janeiro. A roda era uma peça de madeira giratória colocada na entrada das Santas Casas de Misericórdia, onde as mães deixavam os bebês dos quais não podiam ou não queriam cuidar. A porcentagem de crianças que sobreviviam era muito pequena, porém essa prática preservava vidas, já que antes disso os bebês eram relegados à morte nas ruas. Em 1823, o imperador D. Pedro I comentou, em referência às rodas dos excluídos:

> Vi que em 13 anos tinham entrado perto de 12 mil (bebês) e apenas vingaram mil, não sabendo a Misericórdia onde se encontram[10].

Até os anos 1940, para a extração das amígdalas as crianças eram envoltas num lençol e presas a uma cadeira semelhante às usadas em restaurantes para atender os bebês. Nada era dito, exceto duas coisas: que aquilo não passava de um curativo indolor e que depois o sorvete estaria liberado. Mas, na verdade, a operação era feita com pouquíssima anestesia e se caracterizava como mais uma violência perpetrada contra o universo infantil.

Assim, as Santas Casas foram pioneiras no atendimento de crianças. No início misturavam os pacientes, mas depois os pequenos passaram a receber atendimento diferenciado dos adultos.

Em 1881, o médico Carlos Moncorvo de Figueiredo instalou em sua residência, no Rio de Janeiro, a primeira Policlínica Infantil do Brasil, onde também passou a funcionar o primeiro Curso de Pediatria, ainda que com cunho assistencial e filantrópico.

Esse breve levantamento histórico tem por objetivo induzir o leitor a pensar sobre a subjetividade infantil e o lugar que a criança ocupa em nossas mentes adultas: ora abandonada, ora angelical, ora perversa, ora adulta. Qual o local ocupado pelas crianças no universo psíquico daqueles que se dispõem a delas cuidar?

Aspectos Relevantes do Atendimento Psicológico em Pediatria

Uma das premissas básicas em qualquer atendimento que envolva seres humanos é ter em mente que eles são dotados de estados subjetivos e convicções subjetivas. Alguns estados e convicções são prontamente evocáveis e disponíveis para o exame consciente e outros não. Ambos, no entanto, podem determinar o comportamento, o julgamento, o humor ou o afeto.

O funcionamento físico adequado de todos os sistemas não é suficiente para produzir uma sensação de boa saúde nos seres humanos. Para se sentir bem a pessoa deve se perceber como estando bem, o que requer que a mente, enquanto sensor da saúde, esteja preparada para isso. A ansiedade crônica, a depressão e outros estados subjetivos não reconhecidos pelo paciente corroem sua capacidade de perceber sua própria situação de bem-estar. É importante envolvê-lo ativamente na investigação de seus estados subjetivos no intuito de desfrutar de sua saúde[11].

Sabe-se, contudo, que é no mundo dos relacionamentos e valores humanos que esses estados subjetivos são experimentados e que eles são construídos no encontro com o outro no decorrer da vida, o que quer dizer que todos os seres humanos se constroem da mesma maneira pelo fato de terem a mesma constituição física, mas diferem conforme se estabeleçam os encontros[12].

Aos psicólogos hospitalares atuantes em Pediatria cabe partir ao encontro das necessidades de seus pacientes. Convém ter sempre em mente que a criança que se encontra ali enferma foi constituída e tem toda uma história pregressa, uma vez que mesmo antes de seu nascimento ela foi desejada pelos pais. Isso a transforma num símbolo para seus pais e daí surgem as funções maternas e paternas tão necessárias para o desenvolvimento emocional e de fundamental importância para a compreensão da criança.

Muitas vezes, a dor física e o medo da doença não são os principais responsáveis pelo sofrimento do paciente, mas a interferência nos relacionamentos humanos e a alteração dos valores pessoais do paciente são a causa de uma angústia generalizada. Diante disso, Coppolillo[13] diz que algumas crianças precisam ser alimentadas, outras precisam ser protegidas e outras educadas, ao passo que outras precisam ser desintoxicadas das substâncias ou crenças que elas introduziram em seu eu biológico e psicológico. Pretendemos com isso verdadeiramente ajudar uma criança a regular seu comportamento a partir de dentro. O comportamento a partir de fora, sob a forma de um adulto vigilante, em muitos casos serve apenas para encobrir sintomas.

Vale lembrar que algumas crianças precisam ser "alimentadas" tanto no sentido simbólico de reabastecimento afetivo como no sentido concreto. A título de exemplo, citemos a história de uma criança de 4 anos cuja mãe se negava a dar o mingau fornecido pela nutricionista do hospital e dizia com uma expressão de nojo: "Ela não gosta de leite." A psicóloga, aproximando-se da mãe e observando sua fisionomia, pontuou de maneira delicada – "Ela ou você? Vamos tentar deixá-la experimentar?" – e, com a permissão da mãe, ofereceu à criança o mingau, que foi imediatamente aceito com prazer. Ao mesmo tempo, de maneira pausada, acompanhando as colheradas da criança, a psicóloga foi explicando à mãe que algumas vezes nós adultos não percebemos nossas expressões diante das crianças, contaminando-as com nossas escolhas pessoais e privando-as de usar o próprio paladar. A mãe sorriu e aos poucos o ambiente, antes tenso, foi relaxando com a mãe retomando sua função de nutriz de forma mais clara e não tão fusionada com a filha, fator indispensável para a manutenção da autonomia dessa criança dentro do hospital.

O atendimento prestado às crianças é sempre surpreendente. Obviamente, em situações de crise, urgência ou adoecimento, a pressão ambiental enriquece as respostas. Essas crianças tentam de todas as formas representar um real difícil de significar e surgem falas originais, ainda que sofridas.

Ao pedir a uma criança de 6 anos que desenhasse seus familiares para que eu pudesse conhecê-los melhor, ela resiste e diz que prefere falar[14]:

"Minha mãe é pequena por fora."

"E por dentro?"

"Ela tem os pulmões."

"Realmente. Mas o que ela sente?"

"Dor."

"De quê?"

"De estresse."

Em atendimento posterior foi possível esclarecer o que significava estresse e constatado que se tratava de um misto de todos os sentimentos angustiantes possíveis numa mãe sobrecarregada por um relacionamento difícil, um filho ainda pequeno e um diagnóstico devastador. Isso representa uma clarificação de sentimentos e ao mesmo tempo uma "educação" sobre o funcionamento do mundo interno dos adultos e da própria criança.

Atender mãe e filho tornou possível a sustentação dessa urgência subjetiva com a crença de que o manejo da angústia e sua contenção na relação transferencial, no acolhimento da psicóloga analista, foi fundamental para que ambos pudessem tolerar esse momento e seguir adiante.

Em dias caracterizados por diversas situações de alienação parental[15], é fundamental também "proteger" o direito da criança de poder amar seus pais separadamente, mesmo que a relação conjugal seja conturbada. Em momentos de hospitalização, muitas vezes a criança ou o adolescente é acompanhado apenas por uma das figuras parentais e com frequência a equipe se posiciona, em situações de conflito, inevitavelmente a favor daquele que está presente. É importante dar escuta a ambos para assim abrir um espaço para que a criança possa emitir suas opiniões[16].

Finalmente, algumas crianças precisam ser "desintoxicadas" das substâncias ou crenças introduzidas em seu ser biológico e psicológico, mas com o cuidado de não abalar aquelas crenças que são estruturantes da realidade, ou seja, que seja possível que a própria criança encontre a lógica naquilo em que acredita e seja ajudada a aumentar a flexibilidade dessas crenças. Nesses casos, a psicóloga faz uma ponte de comunicação entre a criança e seus pais. Citemos o exemplo de uma criança de 7 anos de idade, portadora de rabdomiossarcoma, um tumor de partes moles frequentemente maligno[17] exposto por meio de um desenho (Figura 13.1). Ela conseguiu elaborar verbalizações durante um atendimento psicológico a respeito de seu receio de estar possuída por algo demoníaco, visto que, segundo suas crenças, o único ser poderoso que ela conhecia e possuía "rabo" (associação vinculada ao nome do tumor – "rabdo") era o diabo, e ela expressava o receio de também se transformar em algo com "rabo", o que era extremamente assustador. Inúmeras vezes esse "rabo" foi apagado do desenho.

Um trabalho esclarecedor com a família sobre o sentido da palavra e a associação com algo demoníaco, bem como a criação de um espaço de expressão dessa imagem terrível para a criança, foi fundamental para que a figura retratada no desenho se transformasse finalmente em uma sereia, outro personagem mítico, porém mais ambivalente e menos ameaçador, ainda que fatal, o que talvez explique a possibilidade de usar o canto da sereia não para ser engolido por ele, mas para falar sobre o próprio medo da morte. Um símbolo fatal pode virar transformação.

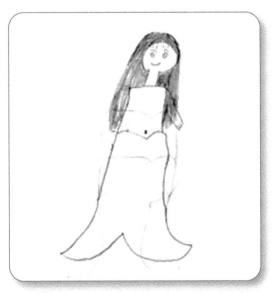

Figura 13.1 Desenho da menina com "rabo".

Dolto[18] nos oferece algo sobre a ideia do diabo na psicologia infantil:

> É claro que a criança assimila o diabo aos personagens fantásticos do seu mundo imaginário. [...] Em torno dele paira uma noção de perigo angustiante e de obra maléfica, acontecendo sem truque algum, nem mesmo o de uma poção ou varinha mágica. [...] O diabo não vem de um país qualquer, parece sair de lugar nenhum, quer dizer, de si mesmo e de toda parte, dos desejos; não é um país que ele habita, é um estado de ardor, estado onde ardem os desejos sempre insatisfeitos. O diabo se impõe; ele quer dominar a criança, subjugá-la pelo medo, constitui para ela uma sensação-choque que perturba seu equilíbrio afetivo.

Em algumas situações as crenças funcionam como elemento fortalecedor ou até mesmo mágico, auxiliando a criança a suportar suas dificuldades. Para exemplificar é possível citar a fala de uma criança cuja mãe expressou preocupação com o estado desgastado de sua carteirinha de identificação no hospital, quase a rasgando: *"Mãe, não preocupa, esta carteirinha só rasga se Deus permitir."* Com essa fala a criança estava, de maneira projetiva, transferindo para a carteira a certeza de que todas as coisas estavam sob controle e protegidas por sua fé.

Técnicas de Atendimento à Criança Hospitalizada

O atendimento psicológico em Pediatria visa fundamentalmente à diminuição do sofrimento inerente ao processo de adoecer e à hospitalização, tornando a criança mais ativa para compreender sua situação durante o tratamento (curto ou longo), valorizando as passagens difíceis e regressivas de sua vida e sabendo utilizá-las em prol de seu desenvolvimento e de sua recuperação.

As atividades lúdicas programadas para o hospital, inúmeras e diversificadas, são definidas como quaisquer atividades que objetivem o brincar como forma de expressão[19]. A criança utilizará a fantasia, fluente nas atividades lúdicas, como instrumento terapêutico, o que contribuirá para o fortalecimento de sua autoestima e autoconceito, muitas vezes perdidos, favorecendo a retomada de seu equilíbrio psíquico e possibilitando a descoberta de alternativas na situação de doença. Sabemos que a fantasia em si já é expressão de sentimentos e, consequentemente, a aceitação de seus sentimentos contribui para a autoaceitação da criança.

Considera-se de fundamental importância que o acompanhamento psicológico prestado à criança hospitalizada seja entremeado de intervenções criativas, visto que o elemento lúdico é imprescindível para a efetivação do atendimento pediátrico, pois operacionaliza a atuação psicológica e serve também como forma de estimulação e terapia[20]. Winnicott[21] acredita que é através da percepção criativa que o indivíduo sente que a vida é digna de ser vivida.

Diversos são os recursos terapêuticos que visam ao fluir da projeção, minimizando o esforço de pensamento. O uso da massa de modelar e de brinquedos e fantoches é um meio de expressão adaptado às possibilidades da criança com o intuito de ajudá-la a expressar aquilo que ela não pode ou não consegue "falar".

Em 1937, na França, Sophie Morgenstern estudou os contos, sonhos, jogos e desenhos infantis, buscando o conteúdo latente sob o conteúdo manifesto. O aspecto mais valioso de sua obra é a exposição de seu método de análise por meio de desenhos que surgiu durante o tratamento de um paciente[22].

Os desenhos infantis são capazes de transmitir situações que dificilmente seriam expressas em palavras, mesmo que seu conteúdo fosse inteiramente consciente. As atividades psicomotoras do sujeito ficam gravadas no papel, e a análise desse registro possibilita uma perspectiva geral da estrutura de sua personalidade. A percepção consciente e inconsciente do sujeito em relação a si e às pessoas significativas para ele vai determinar o conteúdo de seu desenho. Desse modo, os níveis inconscientes do sujeito valer-se-ão de símbolos semelhantes aos utilizados em sonhos, mitos, folclore e até mesmo às produções psicóticas[23].

Segundo Arminda Aberastury[24], a criança precisa estar livre para desenhar e enquanto desenha ela irá se utilizar de palavras e/ou gestos, o que para nós tem o valor de associações, e, mesmo quando a criança permanece em silêncio, devemos interrogá-la apenas quando não compreendemos o que aquilo representa.

Para o psicólogo, o estudo da projeção é de grande valia por seu caráter diagnóstico e terapêutico, inclusive em virtude da necessidade urgente de intervenção psicológica no hospital, em contraposição ao pouco tempo disponível para a avaliação diagnóstica[25]. A Figura 13.2 mostra como uma criança de 3 anos projetou em uma boneca o local onde seria realizada sua cirurgia.

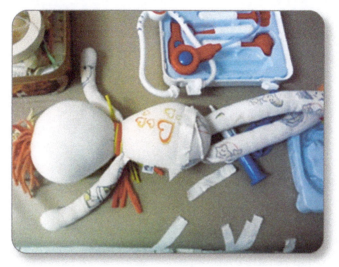

Figura 13.2

Coppolillo[26] diz que estados mentais não examinados, inconscientes, podem coagir o comportamento mais incessantemente do que a ameaça de um tirano, ressaltando a tarefa do terapeuta de justamente liberar o paciente de uma tirania interna de maneira que possa escolher como irá agir e pensar. Entretanto, o objetivo da psicoterapia não é substituir a coerção interna do inconsciente por uma coerção externa de regras diretivas, mas liberar a pessoa para usar seu autoconhecimento e sua autoconsciência para alcançar a autorregulação. Somente por meio da autorregulação o indivíduo pode esperar melhorar sua habilidade de juntar seus recursos para ir ao encontro das exigências novas e modificadas do ambiente e aos novos requisitos de seu próprio desenvolvimento.

Os instrumentos da psicoterapia dinâmica são as operações mentais, que incluem o desenvolvimento de atitudes, enquanto outras envolvem técnicas verbais, outras ainda consistem em maneiras de escutar e atribuir significado ao que é ouvido. Alguns desses instrumentos são usados predominantemente pelo terapeuta, outros principalmente pelo paciente e alguns são compartilhados, ou seja, através da aliança terapêutica são usados conjuntamente pelo paciente e o terapeuta para detectar, explorar e alterar a psicopatologia. São eles: o questionamento, a empatia, a introspecção e a associação.

Sabe-se que a atitude interrogatória é um meio em potencial de atacar a barreira que mantém inconscientes os fenômenos mentais. No início essa atitude é geralmente tomada pelo terapeuta, principalmente no momento de construção de um diagnóstico, porém, à medida que tem início a relação terapêutica, deve-se respeitar a individualidade do paciente. Quando ele começa a fazer questionamentos sobre suas próprias motivações e comportamentos, observa-se uma importante aquisição terapêutica, ou seja, isso indica que desejos, atitudes ou ações antes automáticos e conhecidos em sua vida mental são agora corpos estranhos e que ele se responsabilizou por examiná-los.

É importante que o terapeuta consiga controlar sua ansiedade, pois muitas vezes, em virtude de seu comportamento ansioso, as respostas vão sendo dadas por ele próprio, ou seja, ele passa a fazer em vez de indagar. Questionar implica conviver com a incerteza e com a construção mútua de questões adequadas a cada momento.

Ter consciência das próprias dificuldades é um *insight* muitas vezes doloroso tanto para um adulto como para uma criança. Essa percepção pode precipitar uma crise e promover um recuo familiar ou da criança ante as intervenções no momento terapêutico. Cabe ao terapeuta agir com curiosidade, mas mostrando companheirismo diante das descobertas, e não apenas atuar como um especialista que fala à criança sobre ela mesma, compreendendo que o processo de descoberta é tão útil ao paciente no restabelecimento da saúde como aquilo que é descoberto, pois a criança pode baixar as defesas, dominar ansiedades e se tornar consciente de muitas opções que ela tem a seu alcance para obter satisfações. Ser acompanhado no processo de descoberta pode ser mais interessante do que fornecer respostas.

Ao ser empático, o terapeuta evoca em si memórias de experiências que acredita que o paciente esteja vivendo ou tenha vivido. O terapeuta olha interiormente para suas experiências de desenvolvimento para encontrar a ressonância que caracteriza a empatia, o que difere de se identificar com a criança, pois, quando isso acontece, algumas contratransferências podem não ser reconhecidas, distanciando ou envolvendo o terapeuta de modo tão profundo que ele perde a habilidade de distinguir suas próprias reações das da criança.

Segundo Coppolillo[27], o valor da empatia não reside apenas em tornar a compreensão mais completa para o terapeuta, mas, principalmente, permite que a criança se sinta compreendida. Por essa razão, a compreensão empática precisa ser demonstrada ao paciente. Conversas longas ou a expressão técnica dos sentimentos do terapeuta não são meios para isso. Um sinal de aprovação ou a repetição da descrição de como a criança se sente, ou mesmo uma frase como "Isso deve ter sido triste", possibilita a comunicação empática sem interferir com a atividade e a individualidade da criança. Essa é a essência da empatia, a habilidade de mostrar à criança que ela, como um ser humano autônomo, separado, pode ser entendida e pode obter o interesse e o cuidado de outro ser humano que está separado, mas que não está distante.

Um atendimento realizado por uma estagiária que ofereceu seu "colo" por solicitação da criança, designada como S3, exemplifica bem esse caso[28].

Estagiária: *"Bom dia!"*

Mãe de S3: *"Bom dia! Hoje a S3 não quer conversa com ninguém. Ela está sentindo dor no braço."* (A criança choramingava baixinho, com o rosto bem escondidinho, sentada no colo e com o corpo deitado sobre o da mãe.)

Estagiária: *"S3, psicólogo aguenta criança que não quer conversar, não quer brincar, aguenta criança chorando e sem estar chorando. Quando você quiser qualquer coisa de psicólogo é só me chamar."* (S3 levantou o rosto e estendeu os braços para a estagiária.)

Mãe de S3: *"Ela quer que você a pegue."*

A estagiária pegou-a no colo e disse:

"S3, este será o nosso atendimento, e você lembra que todo atendimento tem um tempo? Este atendimento terminará às 9 horas." (A criança permaneceu em silêncio com o rosto sobre o ombro da estagiária.)

Mãe de S3: *"Será que ela dormiu?"* (A mãe olhou e confirmou que a criança havia dormido.)

Mãe de S3: *"Você quer colocá-la na cama?"*

Estagiária: *"Obrigada, o nosso tempo ainda não acabou, então continuarei com ela no colo."*

S3 permaneceu em silêncio até 8h59. Então, levantou o rostinho e disse: *"Mamãe, eu quero fazer xixi."*

Para as crianças é difícil dividir uma experiência mental em um componente que vive ou se lembra de uma ocorrência e em outro que pode observar essa experiência ou sua memória e então registrar a observação. Lembro-me de quando minha filha, aos 3 anos, me fez perceber que já conseguia interiorizar imagens ao dizer que havia fechado os olhos e "visto" a cidade em que tínhamos passado as férias. Com esse comentário ela sinalizava que já conseguia separar o mundo interno do externo e talvez até mesmo começar a falar sobre as memórias e viver ao mesmo tempo que atuava no momento presente. Isso, no entanto, ainda é muito difícil para a criança, mas é o início do autoconhecimento.

O terapeuta pode ensinar a valorizar o autoconhecimento ao pontuar: "Quando você me falou sobre aquilo, uma cena de outro menino que eu conheci veio à minha mente. Deu-me vontade de saber se você, algumas vezes, sente como ele quando tais coisas acontecem" ou "Você já notou que, quando você pensa na sua irmãzinha, você fica com uma fotografia na sua cabeça? E essa fotografia não é só da sua irmã. Tem outros aspectos: onde ela está, o que ela está fazendo, quem está com ela. Olha para esta fotografia dentro da sua cabeça e me fale sobre ela, já que você é o único que pode vê-la"[29].

Assim, o terapeuta pode promover afirmações declarativas sobre as ligações sociais que fazem sentido para a criança, de modo que ela se sinta encorajada a continuar suas investigações e consiga ir descobrindo o mundo a partir dessa relação de confiança.

Boomis[30] ressalta que a reação da criança diante da doença dependerá do caráter agudo e progressivo, de sua duração, da idade em que teve início o procedimento, da compreensão da criança, de sua capacidade adaptativa anterior, do órgão ou sistema afetado, do tipo de tratamento e do significado da doença para ela e sua família.

O psiquiatra Julian de Ajuriaguerra sempre ressaltou que a criança costuma se mostrar mais sensível àquelas doenças que exigem tratamentos mais longos e que necessitam de exames e procedimentos mais invasivos. Quanto menor a criança, maior a sensibilidade às separações bruscas muitas vezes impostas pela rotina hospitalar. De modo geral, as hospitalizações, mesmo que breves, podem causar perturbações profundas, sobretudo na idade sensível de 6 a 30 meses.

Antes dos 3 ou 4 anos a criança é sempre mais sensível às separações, às hospitalizações e às "agressões" a que é submetida. Green[31] descreveu a "síndrome da criança vulnerável" em crianças que atravessaram um período crítico no plano vital durante o primeiro ano de vida. Essa síndrome se caracteriza essencialmente, segundo o autor, por uma intensa e duradoura fixação passiva à mãe.

Entre os 4 e os 10 anos de idade a doença acarreta inicialmente, como qualquer episódio agudo, uma regressão mais ou menos profunda e durável. Diante da persistência da doença, a criança organiza defesas que se poderiam distribuir, grosseiramente, em três registros:

- O registro da oposição, em que a criança recusa a limitação imposta pela doença ou pelos cuidados. Essa rejeição pode ser massiva, com crise de agitação, cólera e impulsividade, ou mais modulada, sob a forma de uma negação das dificuldades (desejo de praticar justamente as atividades desaconselhadas).
- O registro da submissão e da inibição: vivências depressivas acompanhadas de vergonha em relação ao corpo e sentimento de culpa. A inibição é física, marcada pela passividade e aceitação da dependência, ou psíquica, com inibição intelectual que se traduz mais imediatamente pela incapacidade de compreender a doença.
- A sublimação e a colaboração são os registros mais positivos em razão da identificação com o agressor benfazejo (o médico) ou, por vezes, de uma identificação positiva com um dos pais acometido pela mesma afecção.

As doenças de caráter agudo e progressivo costumam ser acompanhadas de dor, e inevitavelmente a criança com dor não brinca, o que inviabiliza uma alavanca propulsora de seu movimento para a saúde que consistiria na utilização do brincar com uma forma de expressão de seu mundo interno.

As doenças de caráter agudo também confrontam a família com situações imprevistas sem tempo hábil para absorção e enfrentamento da crise, tornando-a muitas vezes incapaz de explicar à criança, em termos acessíveis, o que realmente está acontecendo com ela, com seu corpo, com sua vida, levando-a a criar fantasias as mais diversas para explicar a realidade que a cerca ou preencher o vazio das coisas não ditas.

Todo diálogo autêntico se torna insustentável, conduzindo a criança doente a um silêncio oficial que muitas vezes remete a sentimentos de falta, culpa e punição, uma vez que a doença frequentemente é sentida como uma forma de castigo, e à agressão, pois muitas crianças manejam a tensão da doença e da hospitalização com reações agressivas. Lembrando Raimbault[32]: "A criança constrói de modo mais ou menos elaborado uma interpretação para sua doença, como para dar um sentido a este conjunto insensato e destrutivo, e isto, mais frequentemente em termos de falta, culpabilidade e punição."

Percebemos, portanto, que a experiência da doença remete a criança a movimentos psicoafetivos diversos, como[33]:

- A regressão como uma tentativa de voltar a uma situação anterior de segurança que muitas vezes a induz à busca de uma relação de cuidados corporais e de dependência, como a do lactente.
- O sofrimento, que normalmente é vinculado a uma vivência de punição ou a um sentimento de falta. A culpa frequentemente se infiltra na vivência da criança doente e pode ser reforçada pelo discurso familiar, pelas tão famosas brincadeiras associadas à obediência da criança às normas de sobrevivência, como comer e dormir na hora certa. Quando a criança se vê doente, imediatamente tem a certeza de que isso aconteceu porque ela não comeu o suficiente como solicitou sua mãe.
- O acometimento do esquema corporal ou do sentimento de si, dependendo da gravidade, da duração e da natureza do impedimento imposto pela doença. A criança passa a considerar seu corpo imperfeito, frágil, defeituoso ou uma anomalia

genética, informações facilmente associadas aos filmes e desenhos disponíveis na internet.
- A morte, ainda que a criança e a família não falem claramente sobre ela.

É importante compreender que as crianças têm necessidades emocionais tão prementes e terríveis quanto as exigências de seus corpos, e uma separação muito brusca de sua mãe ou do elemento cuidador é sentida no nível visceral com aumento considerável dos sentimentos de angústia. Quase todas as teorias sobre o que provoca medo e ansiedade em seres humanos partiram da suposição de que o medo só é apropriadamente suscitado em situações percebidas como intrinsecamente dolorosas ou perigosas.

Acredita-se que essa percepção derive ou de experiências prévias de dor ou de alguma consciência inata de forças interiores perigosas. No entanto, frequentemente manifestamos medo em inúmeras situações que não parecem ser inerentemente dolorosas ou perigosas. Quantos de nós poderiam se perguntar se sentiriam prazer em entrar sozinhos em uma casa completamente estranha e imersa em total escuridão? Quanto alívio sentiríamos se tivéssemos a companhia de alguém ou uma boa luz, ou, de preferência, um companheiro e uma luz!

Jersild e Holmes, observando as descrições de 136 crianças no período de 3 meses, mostraram que nada menos que 40% delas apresentaram medo em pelo menos uma ocasião, quando colocadas em confronto com as seguintes situações: (a) ruído e eventos associados a ruído; (b) altura; (c) pessoas estranhas ou pessoas conhecidas com indumentária estranha; (d) objetos e situações de natureza insólita; (e) animais; (f) dor ou pessoas associadas à dor. Em contrapartida, os pesquisadores mostraram a enorme diferença de intensidade das reações de medo segundo a presença ou a ausência de um companheiro de confiança. Apuraram que, quando crianças de 3 e 4 anos foram solicitadas a apanhar uma bola que rolara para um corredor escuro, metade se recusou, apesar dos estímulos dos pesquisadores. Entretanto, quando um deles acompanhou a bola, quase todas as crianças se mostraram dispostas a ir procurá-la no escuro.

Outra pesquisa, realizada no município londrino de Southwark, mostrou que 46% de todos os acidentes de trânsito ocorrem com crianças de menos de 15 anos, com incidência mais alta no grupo de 3 a 9 anos. Mais de 60% dessas crianças estavam completamente sozinhas e dois terços das restantes estavam na companhia apenas de outra criança.

Essas afirmações a respeito de como o ser humano introjetou que estar sozinho aumenta o risco de vida podem parecer óbvias, não faltando razões para que o homem tenha desenvolvido sistemas comportamentais que o levem a evitá-lo. Por que então insistem em fazer a criança passar por situações de solidão intensa quando hospitalizada? Como poderemos amenizar esses períodos de solidão, transformando esse tempo de espera em um tempo repleto de linguagem e de esclarecimentos necessários para minimizar o medo de estar ou mesmo de morrer só, afastado daqueles a quem se ama?

Com esse objetivo, é importante desenvolver trabalhos sistemáticos com a família, com a criança e com a equipe que a cerca. O acompanhamento dos pais se dá paralelamente ao da criança. Inicialmente é mostrada a eles a necessidade do atendimento global e posteriormente se parte para uma linha de orientação, esclarecimento e suporte de todo o processo de hospitalização e doença do filho. Se não for "trabalhada", a família, por ser o elo mais forte com a criança, acaba desestruturando-a. Do mesmo modo é reforçada junto à equipe a importância da compreensão e da inserção da mãe ou do companheiro de confiança da criança como elemento da equipe de saúde, uma vez que sem esse apoio a criança não se fortalece.

Não são as explicações e palavras tranquilizadoras da mãe que atuam sobre a criança, mas a sua presença[34].

O primeiro contato com a criança é de fundamental importância, pois, a partir do vínculo estabelecido com ela, a família se abrirá mais ou menos para o atendimento psicológico e vice-versa. Os atendimentos são realizados na enfermaria, no consultório de Psicologia, em conjunto com a consulta médica, observando-se a fala humanizada dos pais, na sala de espera ou na sala de brinquedos. Enfim, respeita-se o desejo da criança de falar e de localizar dentro dos diversos espaços hospitalares aquele que ela considere o mais seguro para expressar suas dificuldades. Obviamente, muitas vezes o brinquedo é utilizado para atingir melhor o universo infantil, bem como é possível focar na temática hospitalar e oferecer brinquedos associados a essa realidade, como roupa de médico, seringas, frasco de soro, sonda, gaze, esparadrapo etc..

Sabemos que muitas crianças hospitalizadas não conseguem verbalizar seus desejos, medos e necessidades. É importante, portanto, reconhecer sua capacidade de se exprimir através de atividades lúdicas, tendo o direito de ter a presença de uma pessoa capaz de ser ao mesmo tempo seu intérprete e seu defensor[35].

As crianças costumam suportar bem a dor, o que as assusta são os aparelhos estranhos cujo funcionamento ninguém explica, os ruídos estranhos, os odores e, principalmente, o contato íntimo com pessoas estranhas que lhes dão banho, ajudam a urinar, medem a temperatura etc.

Junto aos pais de crianças hospitalizadas é sempre importante trabalhar a perda do filho ideal. Todos esperam ter uma criança normal e saudável. Lidar com a frustração dessas expectativas geracionais mobiliza sentimentos de choque, raiva, negação e depressão, até que finalmente possa haver uma aceitação para a busca de estratégias de enfrentamento de uma situação que não pode ser mudada, visto não ser possível trocar um filho como uma mercadoria estragada. De onde vem a esperança desses pais? Que tipo de ligação é essa que determina o comportamento de pais e filhos?

Segundo Bowlby[36], muitas das emoções humanas mais intensas surgem durante a formação, manutenção, interrupção e renovação daquelas relações em que um parceiro está fornecendo uma base segura ao outro ou em que eles alternam seus papéis. Assim, a manutenção inabalável dessas relações é experimentada como uma fonte de segurança, e a ameaça de perda provoca ansiedade e, com frequência, raiva, sentimentos que serão revividos em situações similares de separação ou ameaça de separação no decorrer da vida.

Bowlby afirma ainda que existe uma forte relação causal entre as experiências de um indivíduo com seus pais e sua capacidade posterior de estabelecer vínculos afetivos e que certas variações comuns dessa capacidade (problemas conjugais ou dificuldades com os filhos, sintomas neuróticos ou distúrbios da personalidade) podem ser atribuídas ao modo como os pais desempenham seus papéis. É importante, portanto, que eles forneçam uma base segura para a criança e a estimulem a explorar o mundo a partir dessa base.

A ansiedade na criança geralmente reflete a incerteza quanto à disponibilidade dos pais. Da mesma forma, os pais das crianças que atendemos também já foram crianças e com certeza ficarão mais ansiosos se perceberem a falta de disponibilidade dos membros da equipe em qualquer situação de risco de perda do filho. Estar disponível é basicamente saber ouvir com empatia. A palavra empatia vem do alemão e significa "sentir junto", ou seja, a capacidade de experimentar os sentimentos ou ideias da outra pessoa, colocando-se no lugar de outrem. O conceito implica que tanto nos sentimos no objeto quanto permanecemos cônscios de nossa própria identidade.

Uma canção de Chico Buarque de Holanda e Edu Lobo – "Ciranda da Bailarina" – mostra bem essa dicotomia entre o corpo ideal e o corpo defeituoso ou com marcas:

> *Procurando bem*
> *todo mundo tem pereba*
> *Marca de bexiga ou vacina*
> *E tem piriri, tem lombriga, tem ameba*
> *Só a bailarina que não tem*
> *E não tem coceira*
> *Berruga nem frieira*
> *Nem falta de maneira ela não tem*
> *Futucando bem*
> *Todo mundo tem piolho*
> *Só a bailarina que não tem*
> *Nem unha encardida*
> *Nem dente com comida*
> *Nem casca de ferida*
> *Ela não tem...*

"Procurando bem, todo mundo tem." Todo mundo tem as marcas da vida, e é importante que os pais consigam falar sobre essas marcas com seus filhos, mostrando-se disponíveis. Ao desprezarmos as marcas, de uma forma ou de outra estamos desprezando a vida.

Na situação de doença, a criança deixa de ser a fonte de prazer e passa a ser fonte de angústia, irritação, culpa e muitas vezes os pais, principalmente as mães, esperam que o médico forneça informações para acalmar sua angústia e reassegurá-los de que são bons pais.

Os xamãs das tribos primitivas, ao tratarem de uma doença, procuravam entender o que o doente fez ou deixou de fazer à sua cultura para que surgisse a doença. Reuniam a tribo para ouvir suas determinações, levando a doença para dentro dos ritos tribais. Todos participavam e recebiam novas orientações e ensinamentos. Há um deslocamento do polo exclusivo da cura para o processamento de uma compreensão das relações com a vida e sua inserção cultural.

Hoje, com os avanços tecnológicos, tendemos a segmentar cada vez mais a família nas comunicações de diagnóstico e durante todo o processo de tratamento, muitas vezes nos sujeitando ao silêncio também imposto por essa família apenas por ser mais cômodo para toda a equipe. É importante compreender que, quanto menor a criança, maior a necessidade de conversarmos por mais tempo com seus cuidadores para que eles possam se instrumentalizar melhor com os dados da realidade e atuar de modo mais continente com ela.

O suporte psicológico é fundamental no sentido de auxiliar esses familiares, e consequentemente a criança internada, a integrarem todas as informações recebidas, recuperando a harmonia e a confiança familiar, buscando a facilitação da expressão de sentimentos e a ampliação da comunicação entre os membros da família.

O psicólogo não pode restringir suas ações ao grupo familiar, pois uma abordagem multiprofissional é sabidamente muito mais enriquecedora no processo terapêutico como um todo. Bromberg[37] nos traz a experiência de Gerber (1971) no Montefiore Hospital Medical Group em Nova York, onde se recomenda que o psicólogo possa:

- Permitir que a família coloque em palavras e possa expressar afetos relacionados com dor, tristeza, medo, revisão do relacionamento e sentimentos ambivalentes.
- Agir como programador de algumas atividades da família, organizando esquemas simples e flexíveis que possibilitem situações de realização e relaxamento de tensões.

- Relacionar-se com a equipe profissional para obter um trabalho integrado, acompanhando todas as fases da doença.
- Oferecer assistência para planos futuros.
- Ser um elemento de suporte nas situações de luto antecipatório e de luto propriamente dito.

Volkan[38] estabelece, de maneira genérica, três fases para uma intervenção breve com a família:

- *Demarcação:* a família é ajudada a identificar os aspectos envolvidos na realidade que deve enfrentar a partir do diagnóstico, identificando seus recursos nesse processo.
- *Externalização:* a família é encorajada a continuar detalhando aspectos da experiência que vem vivendo, em seus diversos subsistemas relacionais, ampliando as possibilidades de percepção e de comunicação entre esses sistemas.
- *Reorganização:* a família se situa na realidade em que vive, surgem questões a respeito de presente e futuro, bem como possibilidades e limites mais realistas.

Avaliação Psicológica em Pediatria

No processo de hospitalização, tanto a função do psicólogo como o motivo do contato com ele estão embaralhados e em segundo plano em vista do estado físico da criança. Pais angustiados com a internação necessitam urgentemente de acolhimento e do espelhamento de suas funções parentais principalmente pelo crivo de perguntas a que são submetidos na anamnese. Trata-se, portanto, de um momento de crise em que o *status quo* familiar é rompido, havendo também um rompimento psíquico e um desgaste energético intenso na tentativa de manter o controle emocional. Nesse contexto, o indivíduo não consegue se perceber como o mesmo de antes e tampouco consegue manter uma atitude prospectiva.

É importante que o psicólogo se posicione como uma referência, delimitando claramente sua função, e ao mesmo tempo observe, principalmente, a díade mãe/acompanhante-filho (relação materno-afetiva), verificando se a mãe transcreve a realidade hospitalar para a criança por meio de uma fala humanizada (não ameaçadora), funcionando assim com o nível de continência[39] necessário ao processo de internação[40].

A mãe representa um papel importantíssimo na vida da criança, seja qual for o contexto em que esteja inserida.

Dolto[41] destaca algumas características da relação mãe-filho interessantes, principalmente em situações de internação.

Existem relações em que não há uma comunicação alegre da mãe com o filho, em que o desejo não se manifesta, em que as palavras são poucas, poucas trocas vivas. Trata-se de mães extremamente preocupadas com o aspecto funcional da criança e que se esquecem de manter uma relação de cumplicidade com o filho, mães que vigiam ansiosamente o "saquinho de xixi" para verificar se a quantidade é suficiente. Transformam o acompanhamento e os cuidados no hospital em um obsessivo ritual de anotações e cobranças tanto à criança como à equipe. Por conta da imensa ansiedade, trocam o afeto pela constante investigação corporal da criança, antecipando seus sentidos e impedindo-a de descrever suas próprias sensações. A neurose de contaminação parece ser uma boa desculpa para afastar a criança de todos os contatos externos. Elas parecem estar constantemente "em busca do tempo perdido" em relação ao cuidado, procurando sempre se reafirmar enquanto cuidadoras.

Por outro lado, há outras mães que satisfazem constantemente os pedidos da criança, sabotando a capacidade de invenção e criação que ela poderia vir a desenvolver diante das "faltas" sempre presentes na hospitalização.

Há também aquelas mães deprimidas que acabam responsabilizando a criança por sua tristeza e ao mesmo tempo fusionando seus problemas à relação com o filho, principalmente quando colocam a enfermidade como único fator responsável por sua infelicidade.

Trata-se de mães caracterizadas por uma superproteção ansiosa, o que dificulta a simbolização de sua presença, uma vez que o ir e vir ritmado pelo retorno da pessoa afetuosa mantém o dinamismo necessário à vida. Mostram-se insubstituíveis, impedindo até mesmo a relação do filho com os outros elementos da equipe. Algumas privilegiam o fato de serem mães em detrimento de esposas, regressão muito comum no pós-parto, mas que deveria ser passageira e não permanecer durante todo o período de hospitalização, principalmente no caso de mães de crianças maiores.

Sabemos, no entanto, que uma mãe nunca está sozinha. Seja em seu imaginário, seja na realidade, sempre existirá um pai. Cada vez mais conclamamos os pais para "paternarem" no ambiente hospitalar, auxiliando a manutenção dos limites e, principalmente, "maternando" as mães, oferecendo-lhes o "colo" necessário no momento de angústia. Quando os pais se alternam na função de cuidar (da mãe ou do filho), observamos uma melhor aceitação das desorganizações necessárias ao desenvolvimento emocional da criança, pois ambos estarão dividindo também o cansaço de uma hospitalização, podendo estar mais ativos na relação com o filho, menos culpados e menos controlados por suas alterações de humor.

Sólidos conceitos na área de personalidade, infância, adolescência, psicanálise e psicopatologia possibilitam uma boa observação diagnóstica, além do próprio psicólogo, que é seu melhor instrumento. Uma avaliação psicológica é feita a todo instante, a cada contato com a criança[42].

É indispensável o estudo da entrevista tanto com os pais como com a criança, mantendo-se as características de cada psicólogo infantil. Os dados adquiridos são valiosos para a compreensão da psicodinâmica de vida da criança, bem como para avaliar a conduta mais adequada a ser seguida. Muito dificilmente durante a primeira entrevista, em uma situação de internação hospitalar, haverá a oportunidade de atender separadamente o pai ou a mãe ou mesmo de contar com ambas as figuras parentais, tendo em vista que uma delas sempre resistirá a se afastar do filho hospitalizado e, como o ambiente hospitalar é desconhecido para a criança, é importante que esse desejo seja respeitado. Na entrevista hospitalar, utilizam-se muito mais o olhar e a escuta psicológica, observando como a criança se autoconceitua e, principalmente, se ela consegue verbalizar o motivo de estar no hospital, e como contextualiza a situação que a cerca tanto por meio de palavras como de outras formas de expressão (desenho, modelagem, dramatização ou uso de brinquedos).

Caso os pais se mantenham disponíveis, a entrevista pode ser em conjunto, possibilitando que a criança ratifique ou não os dados referentes à doença ou à internação trazidos pelos pais. Quando essa oportunidade é dada à criança, é possível investigar suas fantasias em relação à doença, ou seja, os motivos que ela considera responsáveis por sua situação. Ao mesmo tempo, facilita a percepção do psicólogo quanto ao estado emocional da criança e do familiar diante de situações desconhecidas, dos elementos utilizados como apoio e se esses se mostram eficientes para as necessidades atuais da criança, humanizando as condutas ou as tornando mais ameaçadoras com falas do tipo: "Se você não parar de chorar, a mamãe vai te deixar aqui sozinha."

Observa-se, assim, o nível de ansiedade da criança e dos familiares referente aos conflitos já estabelecidos em outras situações de doença (com ou sem internação), em tratamentos anteriores (verificando o número de situações invasivas às quais a criança foi submetida), em recentes situações de perdas reais ou simbólicas e, principalmente, como a criança e seu acompanhante reagem a situações de separação de entes queridos, o que inevitavelmente irá acontecer em virtude da impossibilidade de acolhimento de todos os familiares.

Paralelamente, vamos tecendo um histórico da vida da criança muito focado em sua problemática atual, uma vez que não há a possibilidade de uma anamnese muito extensa em razão da própria dinâmica da internação. Procura-se, tanto no caso da criança como do adolescente, obter uma avaliação psicológica abrangente da personalidade, observando sua psicodinâmica, o nível de funcionamento, as funções do ego, a capacidade de *insight* e as condições do sistema de defesa, facilitando, assim, a indicação e prevendo a possível resposta aos recursos terapêuticos empregados.

Pretende-se com isso mostrar que o ser humano é na realidade duplo, ou seja, "[...] por um lado, um ser de comunicação, emissor-receptor sensorial de mensagens a decodificar; por outro lado, está animado, sem descontinuidade, desde o seu nascimento, pela função simbólica específica ao homem"[43].

Uma Tentativa de Conclusão: Arte e Disciplina no Atendimento Infantil

É gratificante e enriquecedor o trabalho com crianças, o que nos oferece a oportunidade de observar a beleza e a importância da estruturação e da construção do "sujeito-criança" em desenvolvimento. No entanto, como diz Bettelheim (1950), só o amor não é suficiente. O estudo contínuo e disciplinado é fundamental para a compreensão das necessidades de cada paciente. É importante também estudar o que se faz, examinando os efeitos e agindo com responsabilidade com as crianças e os pais que vão precisar de uma escuta ampliada e cada vez mais qualificada.

Espero estar cooperando e reforçando esse compromisso com a certeza de que esse trabalho não pode e não deve ser concluído, uma vez que é pela sistematização do atendimento infantil que será mostrada a seriedade das condutas e intervenções.

14

E Quando o Vento Diminui...

Muitas são as experiências e muitos os arquivos. Percebi, ao reler os capítulos deste livro, que me designei como psicóloga, terapeuta, psicanalista...

Esse foi o meu percurso. Sempre me baseei na psicanálise aplicada na tentativa de ser esse alguém sensível, capaz de se deixar atravessar pelo sofrimento da criança e dos pais e transformar isso em ação terapêutica no sentido de ampliação do cuidado e solicitude na escuta. A meu ver, era importante que as faltas pudessem ser simbolizadas, transitando de um "buraco para o vazio", algo mais possível de se viver.

É importante acreditar nesse imenso inconsciente que nos rodeia, na certeza de que, ainda que o catavento não se mova, o vento continua lá, em algum outro lugar.

Essa é a minha crença, a minha fé. O não saber exatamente onde estão as respostas não me angustia mais, pois a confirmação do não saber como o percurso mais fiel me foi dada pelas próprias crianças. Desse modo elas puderam construir sua própria experiência. Eu ofereci a escuta e o espelhamento. Muitas se viram e se reconstruíram, ancoradas pelos pais reais ou pelos pais descobertos durante o período de tratamento.

Hoje compreendo a resposta daquela pequenina citada no início do livro e repito:

"É preciso ter muita fé."

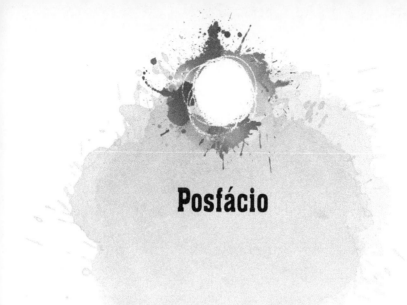

Posfácio

A leitura se faz de afetos. Através deles somos convocados a experimentar sensações, visitar cenários, explorar novos lugares. Sentir sensações afetuosamente. Quando mobilizadora, a leitura é a sensorialidade desse intenso sentir e, junto do tempo do afeto, tem o tempo do acomodar aquilo que despertou. Necessário tempo de decantar, respirar e ventilar para assentar toda a explosão de emoção. Foi assim que eu me senti ao encerrar a leitura deste extraordinário percurso da escrita de Patrícia junto aos cuidados ofertados às crianças, adolescentes e famílias que vivem a linha tênue vida-morte-tratamento-adoecimento.

Do hemisfério do cuidado ao do adeus. Lutos em lutos, cuidadosamente rearranjados para tornar a eternidade possível para todos os envolvidos. Esse pareceu ser o mapa dos capítulos, da escrita, do descrito.

Logo no início de sua apresentação, Patrícia cita sua família, sua mãe e Clarice Lispector e já nos arrebata com o possível-impossível que é a questão sobre a eternidade. Os nossos processos cíclicos de vida parecem ser essa mastigação do viver, como diz Clarice. Elaborar, repetir, refazer, ressignificar, seguir, não desistir. A mastigação ininterrupta entre quebras, rupturas, refazimentos e reposicionamentos subjetivos do existir: eis aí o desafio da vida em sua eternidade.

O livro de Patrícia lembrou um processo de cerzir, de remendar pontos miúdos, quase imperceptíveis, do furo radical que a morte traz.

Em sua tecelagem do cuidado, ela vai nos ensinando as possibilidades de ligar pontos, de cobrir dores da dureza do adeus, de costurar certos furos com linhas finas e tecido forte. A tela de proteção que ela oferece aos seus pacientes é força sensivelmente delineada entre técnicas aprimoradas que apenas uma especialista de certas costuras é capaz de fazer. Patrícia nos oferece, portanto, uma oficina desse fazer simbólico, mas preciso e necessário.

Fui lendo, escrevendo, marcando pontos, sentindo, "lagrimando" suas palavras. O gerúndio é o tempo da marca do que este livro nos faz... fazendo.

Entre as marcas do tratamento oncológico, por vezes muito dolorosas, a voz de Patrícia nos ensina que o amor pelo fazer é cuidar em dimensões etéreas e únicas. A voz-narrativa de quem sofre é remédio para si. A voz-narrativa de quem cuida é a dose necessária para o remédio alquimicamente construído na relação entre paciente-terapeuta e seu poder de efeito. "O fato de estar sem perna não significa estar sem fala." Uma máxima descrita no capítulo em que ela nos apresenta a delicadeza do trabalho possível com crianças e famílias que lidam com a adaptação à amputação nos convoca a pensar que, sim, lugar de cuidado é lugar de falar e simbolizar junto à cadeia dos significados na busca pela atribuição de sentido que resgata o viver. Contudo, sem mediações adequadamente técnicas, éticas, sem condutas muitas vezes sistematizadas, não conseguimos alcançar pontos de dor defendidos pela ameaça destruidora que doenças provocam na vida de crianças, adolescentes e suas famílias.

Assim Patrícia segue fazendo em seu livro, reposicionando conceitos psicanalíticos, da literatura, construções de autores referenciados, e corajosamente provoca novas reflexões a partir de reenquadres teóricos. Cita Winnicott e o clássico conceito de preocupação materna primária, mas às avessas. De forma inédita, pensa naquilo que o psicanalista inglês não se dedicou a construir: a mãe que, "perdendo" o filho, apresenta a sensibilidade exacerbada, a identificação absoluta às suas necessidades com o objetivo de protegê-lo da dor do tratamento e de seu processo de morte. Mães ganham filhos e entram nesse estado, mas as que os perdem também.

Sim, Patrícia, sua mãe ficaria muito feliz com a mulher que ela a ajudou a ser, e assim como seu lindo trabalho em sala de espera, nós, daqui, precisamos agora da espera desse tempo, do *a posteriori*, para assentar a escrita potente dessa mulher-escritora-cuidadora-mãe que sabe usar o estetoscópio da escuta de maneira generosa, certeira e cirúrgica. Sua escrita deixa marca no leitor.

Seu livro é esse salto de paraquedas com todos os dispositivos de segurança verificados através da base do cuidado que nos permite voar, sentir o vento tocando nosso rosto, de olhos fechados na imensidão de cenários compartilhados e, ao mesmo tempo, solitários e nossos. Assim como Thiago, seu paciente, nós também nos entregamos.

Como você bem nos alerta, "a morte e a perda confundem os limites entre 'nós' e 'eles'", mas o resultado de seu livro nos permite cuidarmos de nós para podermos, então, cuidar deles.

Nossos lutos.

Nossos cuidados.

Nossos mestres.

Obrigada por nos ensinar cuidando.

Erika Pallottino
Psicóloga Clínica.
Sócia-fundadora do Instituto Entrelaços.
Coordenadora do Ambulatório de Intervenções e Suporte ao Luto.
Coordenadora da Pós-Graduação em Psico-Oncologia e do
curso de extensão em Tanatologia pela PUC-Rio.
Professora do Instituto Paliar.
Certificada no Level 2 em Complicated Grief
pela Columbia University School of Social Work – NY.
Mestre em Psicologia Clínica pela PUC-Rio.
Especialista em Psicologia Médica pela Faculdade de
Ciências Médicas da UERJ.
Especialista em Psicologia Oncológica pelo INCA.

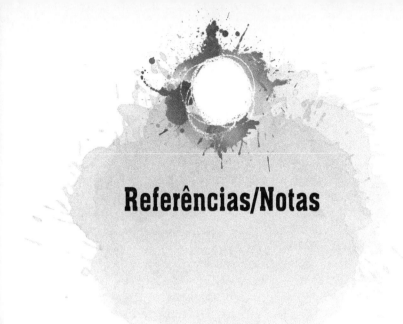

Referências/Notas

Clarificando... Os Cataventos

1. LISPECTOR, C. O medo da eternidade. Jornal do Brasil, 6 de junho de 1970. A descoberta do mundo, p. 289-91. Disponível em: https://edisciplinas.usp.br/pluginfile.php/3919323/mod_resource/content/0/Clarice%20Lispector%20Medo%20da%20Eternidade%20e%20Das%20vantagens%20de%20ser%20bobo.pdf

Capítulo 1 - Era uma Vez... (Sentimentos que criam histórias)

1. MEIRELLES, C. Problemas da literatura infantil. 3. ed. Rio de Janeiro: Nova Fronteira, 1984.
2. GRAMACHO, PM. Informe científico I: O processo de criação de estórias com crianças hospitalizadas. In: Revista Brasileira de Cancerologia. Volume 42, nº 2. Abr./Mai/Jun.(p.121 a 124), 1996.
3. BACHELARD, G. A formação do espírito científico: contribuições para uma psicanálise do conhecimento. Tradução: Estela dos Santos Abreu. Rio de Janeiro: Contraponto, 1996.
4. VIEIRA, MA. Figuras do Outro: na Instituição, na Psicose, na Psicanálise. Acesso em 07/02/2008. Disponível em: http:// www.ep.org.br/pdf/Marcus_Andre_Vieira_figuras_do_Outro.pdf
5. ARENDT, H. Homens em tempos sombrios. Companhia de Bolso, 1998.

6. O Outro é aqui grafado com maiúscula porque não se trata precisamente de um outro qualquer, mas de uma instância que o representa de modo genérico no campo do discurso, numa posição tal que é ela – essa instância – quem ordena a linguagem (JERUSALINSKY, 2008, p. 44).
7. MELO, LE. Linguagens, gêneros e mundos na construção da narrativa infantil. In: Todas as Letras, número 6, p. 87-93, 2004. Disponível em: www3.mackenzie.br/editora/index.php/tl/article/view/984/713. Acesso em 30/08/2010.
8. HALBWACKS, M. A memória coletiva. Tradução de Beatriz Sidou. São Paulo: Centauro, 2006.
9. WHITE, H. O texto histórico como artefato literário. In: Trópicos do discurso: Ensaios sobre a Crítica da Cultura. Tradução de Alípio Correia de Franca Neto. São Paulo: Editora da Universidade de São Paulo, 1994.
10. HALBWACKS, M. A memória coletiva. Tradução de Beatriz Sidou. São Paulo: Centauro, 2006.
11. BERNARDINO, LMF. (Org.) A abordagem psicanalítica do desenvolvimento infantil e suas vicissitudes. In: O que a psicanálise pode ensinar sobre a criança, sujeito em constituição. São Paulo: Escuta, 2006.
12. HALBWACKS, M. A memória coletiva. Tradução de Beatriz Sidou. São Paulo: Centauro, 2006.
13. LINS, O. Avalovara: romance; apresentação Antônio Candido – 6ª ed. – São Paulo: Companhia das Letras, 2005.
14. RÜSEN, J. Como dar sentido ao passado: questões relevantes de meta-história. Traduzido por Valdei Araújo e Pedro S. P. Caldas. In: História da historiografia, número 02, março, 2009. Disponível em: www.ichs.ufop.br/rhh/index.php/revista/article/view/12/12. Acesso em 30/08/2010.
15. TORRES, WC. A criança terminal: vivência do luto antecipado. In: Arquivo Brasileiro de Psicologia, Rio de Janeiro, 1990.
16. LAPLANCHE E PONTALIS. Vocabulário da psicanálise. Sob a direção de Daniel Lagache; tradução Pedro Tamen. 4. ed. São Paulo: Martins Fontes, 2001.
17. RÜSEN, J. Como dar sentido ao passado: questões relevantes de meta-história. Traduzido por Valdei Araújo e Pedro S. P. Caldas. In: História da historiografia, número 02, março, 2009. Disponível em: www.ichs.ufop.br/rhh/index.php/revista/article/view/12/12. Acesso em 30/08/2010.
18. RÜSEN, J. Como dar sentido ao passado: questões relevantes de meta-história. Traduzido por Valdei Araújo e Pedro S. P. Caldas. In: História da historiografia, número 02, março, 2009. Disponível em: www.ichs.ufop.br/rhh/index.php/revista/article/view/12/12. Acesso em 30/08/2010.

Referências/Notas

19. CHAPELA, LM. Pessoa, leitura e sociedade. In: Parte integrante do Notícias 9º vol. nº 30/2008, Fundação Nacional do Livro, FNLIJ, Notícias. Suplemento: Reflexões sobre a literatura infantil e juvenil. Fascículo número 37. Disponível em: www.fnlij.org.br/imagens/socios/2008-09%20-%20suplemento.pdf. Acesso em 30/08/2010.

20. ALVES, R. A complicada arte de ver. Originalmente publicado no caderno "Sinapse", jornal "Folha de S. Paulo", 2004.

21. BACHELAR, G. A psicanálise do fogo. Tradução Paulo Neves. 2. ed. São Paulo: Martins Fontes, 1999 (coleção tópicos).

22. PRADO, MM, GRAMACHO, PM. O analista como integrador do discurso da criança em tratamento oncológico. Monografia de conclusão de curso de Psicologia, PUC – GO, não publicado (2008).

23. BETTELHEIM, B. A psicanálise dos contos de fada. Rio de Janeiro: Paz e Terra, 1980.

24. TORRES, WC. A criança terminal: vivência do luto antecipado. In: Arquivo Brasileiro de Psicologia, Rio de Janeiro, 1990.

25. Os contos de fadas vêm de tradições orais fundadoras do sujeito como ser humano.

26. FREIRE, M. A paixão de conhecer o mundo. Rio de Janeiro: Paz e Terra, 1983.

27. SOUZA, MFU. "Coisinha", "Anjinho" ou "Diabinho". A criança aos olhos da professora pré-escolar. Tese de mestrado da PUC-SP, 1989. Não publicado.

28. WINNICOTT, DW. Textos selecionados: da pediatria à psicanálise. 3. ed. Rio de Janeiro: Francisco Alves, 1988:50-61.

29. WINNICOTT, DW. O brincar e a realidade. Rio de Janeiro: Imago Editora Ltda., 1975.

30. SAFRA, G. Curando com histórias. São Paulo: Edições Sobornost, 2005.

31. SAFRA, G. Curando com histórias. São Paulo: Edições Sobornost, 2005.

32. Joseph Campbell publicou 20 livros sobre a importância dos mitos para as civilizações e com suas ideias influenciou milhares de pessoas ao redor do mundo, entre elas o cineasta George Lucas, mentor da trilogia *Guerra nas Estrelas*. Este é um recorte de uma série mundialmente conhecida feita a partir de uma instigante entrevista de Campbell concedida ao jornalista Bill Moyers no Rancho Skywalker e exibida pela TV Cultura.

33. TORRES, S, GUERRA, MP. A construção de um instrumento de avaliação das emoções para a anorexia nervosa. Psicologia, Saúde e Doenças, 4, 97-110 (2003).

34. TORRES, S, GUERRA, MP. A construção de um instrumento de avaliação das emoções para a anorexia nervosa. Psicologia, Saúde e Doenças, 4, 97-110 (2003).

35. RATEY, JJ. O cérebro: um guia para o usuário. São Paulo: Objetiva, 2001.
36. CASTRO, EK, PICCININI, CA. Implicações da doença orgânica crônica na infância para as relações familiares: algumas questões teóricas. Psicol. Reflex. Crit. [online]. 2002, vol. 15, n. 3, pp. 625-635. Disponível em: http://dx.doi.org/10.1590/S0.

Capítulo 2 – Fantasias Infantis no Preparo Psicológico para Cirurgia (Cada conto um ponto)

1. CABRAL, A, NICK, E. Dicionário Técnico de Psicologia, 1989.
2. HAMMER, E. Aplicações clínicas dos desenhos projetivos. São Paulo: Casa do Psicólogo, 1991.

Capítulo 3 – Luto por Amputação

1. KAHLO, F. O diário de Frida Kahlo: um auto-retrato íntimo. Tradução Mário Pontes. Rio de Janeiro: J.Olympio, 1996.
2. ANTONELI, CBG, SALATEO, RB; LOPES, A. Tumores de partes moles. In: CAMARGO, B, LOPES, LF. Pediatria oncológica: Noções fundamentais para o pediatra. São Paulo: Lemar, 2000.
3. DOLTO, F. A imagem inconsciente do corpo. São Paulo: Perspectiva, 1992.
4. HAMMER E. Aplicações clínicas dos desenhos projetivos. São Paulo: Casa do Psicólogo, 1991.
5. PARKES, CM. Luto. Tradução de Maria Helena Franco Bromberg. São Paulo: Summus, 1998.
6. SOLOMON, A. Longe da árvore: pais, filhos e a busca da identidade. São Paulo: Companhia das Letras, 2013.
7. DOLTO, F. A imagem inconsciente do corpo. São Paulo: Perspectiva, 1992.
8. PARKES, CM. Luto. Tradução de Maria Helena Franco Bromberg. São Paulo: Summus, 1998.
9. DOLTO, F. A imagem inconsciente do corpo. São Paulo: Perspectiva, 1992.
10. DOLTO, F. A imagem inconsciente do corpo. São Paulo: Perspectiva, 1992.
11. PARKES, CM. Luto. Tradução de Maria Helena Franco Bromberg. São Paulo: Summus, 1998.
12. PARKES, CM. Luto. Tradução de Maria Helena Franco Bromberg. São Paulo: Summus, 1998.

Capítulo 4 – O Atendimento à Criança com Tumor Cerebral (Suporte psicológico)

1. WINNICOTT, DW. O brincar e a realidade. Imago, 1975.
2. BONON, VT, GRAMACHO, PM. Tumores cerebrais na infância e adolescência – Investigação da díade mãe-filho. Trabalho de conclusão do curso de especialização em Psicologia da Saúde e Hospitalar – Não publicado.
3. BONON, VT, GRAMACHO, PM. Tumores cerebrais na infância e adolescência – Investigação da díade mãe-filho. Trabalho de conclusão do curso de especialização em Psicologia da Saúde e Hospitalar – Não publicado.
4. WINTER, T.R., DUVIDOVICH, E.(Orgs.) Maternagem: uma intervenção preventiva em saúde; abordagem psicossomática. São Paulo: Casa do Psicólogo, 2004.
5. QUEIROZ, E. Capítulo I: contexto da reabilitação. Trabalho em equipe no contexto hospitalar: uma investigação sobre os aspectos comunicacionais envolvidos na tomada de decisão clínica em instituição de reabilitação. Brasília: Universidade de Brasília. Tese de doutorado, 2003.
6. QUEIROZ, E. Capítulo I: contexto da reabilitação. Trabalho em equipe no contexto hospitalar: uma investigação sobre os aspectos comunicacionais envolvidos na tomada de decisão clínica em instituição de reabilitação. Brasília: Universidade de Brasília. Tese de doutorado, 2003.
7. FAVATI, CC. Orientação para pais de pacientes com tumor cerebral. São Paulo: Porta Voz Editora,1999.

Capítulo 5 – O que se Espera na Sala de Espera?

1. Trabalho originariamente publicado na página da Sociedade Brasileira de Psico-Oncologia (SBPO).
2. XAVIER, APO, GRAMACHO, PM. Aspectos emocionais e comportamentais relacionados à primeira consulta em pediatria oncológica. Projeto de pesquisa do estágio curricular do curso de graduação em Psicologia, Universidade Católica de Goiás, Goiânia, 2007.
3. IVANCKO, SM. E o tratamento se inicia na sala de espera. In: CAMON, VAA. (Org.) Atualidades em psicologia da saúde. São Paulo: Thomson, 2004.
4. CARNEIRO, LC, GRAMACHO, PM. Sala de espera em Pediatria Hospitalar – Construção e fortalecimento de vínculos. Artigo de conclusão de curso de graduação em Psicologia, Universidade Católica de Goiás, Goiânia, 2004.
5. XAVIER, APO, GRAMACHO, PM. Aspectos emocionais e comportamentais relacionados à primeira consulta em pediatria oncológica. Projeto de

pesquisa do estágio curricular do curso de graduação em Psicologia, Universidade Católica de Goiás, Goiânia, 2007.
6. BERNARDINO, LMF. O desejo do psicanalista e a criança. In: Psicanalisar crianças: que desejo é esse? Salvador: ÁGALMA, 2004.
7. PESSOA, F. Livro do desassossego de Bernardo Soares. Org. Seixo, Maria Alzira & Blanco, Jose. Lisboa: Editorial Comunicações, 1986.

Capítulo 6 – O Auxílio às Famílias com Perdas Antecipadas

1. FERREIRA, ML. O pêndulo de cristal: uma terapia psico-oncológica. São Paulo: Ideias e Letras, 2004.
2. Mauricio de Sousa (1935) é um cartunista e empresário brasileiro. Criou a Turma da Mônica e vários outros personagens de histórias em quadrinhos. É membro da Academia Paulista de Letras, onde ocupa a cadeira nº 24. É o mais famoso e premiado autor brasileiro de história em quadrinhos. Dentre seus personagens está a Dona Morte, que, como diz o nome, é a própria morte. Sempre de capuz preto e com uma foice na mão, a Dona Morte é um dos personagens mais importantes das histórias do Penadinho. É ela quem se encarrega de levar os fantasminhas para o cemitério. Persegue os que estão na sua lista de pessoas que devem passar desta vida para outra. Mas, apesar de sua aparência um tanto assustadora, ela é sensível e muitas vezes poupa algumas pessoas de seu fim. A Dona Morte não tem idade definida. Digamos que seja eterna, afinal ela existe desde que o primeiro ser vivo surgiu, cuidando para que a vida sempre se renove (FONTE: Maurício de Sousa Produções).
3. WALSH, F, MCGOLDRICK, M. Morte na família: Sobrevivendo às perdas. Tradução de C. O. Dornelles. Porto Alegre: Artmed,1998: 28-55.
4. WALSH, F, MCGOLDRICK, M. Morte na família: Sobrevivendo às perdas. Tradução de C. O. Dornelles. Porto Alegre: Artmed,1998: 28-55.
5. WALSH, F, MCGOLDRICK, M. Morte na família: Sobrevivendo às perdas. Tradução de C. O. Dornelles. Porto Alegre: Artmed,1998: 28-55.
6. WALSH, F, MCGOLDRICK, M. Morte na família: Sobrevivendo às perdas. Tradução de C. O. Dornelles. Porto Alegre: Artmed,1998: 28-55.
7. WALSH, F, MCGOLDRICK, M. Morte na família: Sobrevivendo às perdas. Tradução de C. O. Dornelles. Porto Alegre: Artmed,1998: 28-55.
8. FAVATI, ClC. Orientação para pais de paciente com tumor cerebral. São Paulo: Porta-Voz Editora, 1999.
9. FAVATI, ClC. Orientação para pais de paciente com tumor cerebral. São Paulo: Porta-Voz Editora, 1999.

Referências/Notas 185

10. RIOS, DTS, GRAMACHO, PM, MAGALHÃES, AB. Morte em uma Pediatria Oncológica: Perspectiva daqueles que ficam. Artigo não publicado, 2011.

11. VALLE, ERM. Câncer infantil: Compreender e agir. Campinas: Editorial Psy, 1997.

12. ROLLAND, SJ. Ajudando famílias com perdas antecipadas. In: WALSH, F, MCGOLDRICK, M.Morte na família: Sobrevivendo às perdas. Tradução de C. O. Dornelles. Porto Alegre: Artmed, 1998: 167-186.

13. INCA. Acesso em 15/05/07. Disponível em: http://www.inca.gov.br/.

14. ROLLAND, SJ. Ajudando famílias com perdas antecipadas. In: WALSH, F, MCGOLDRICK, M. Morte na família: Sobrevivendo às perdas. Tradução de C. O. Dornelles. Porto Alegre: Artmed, 1998: 167-168.

15. ROLLAND, SJ. Ajudando famílias com perdas antecipadas. In: WALSH, F, MCGOLDRICK, M. Morte na família: Sobrevivendo às perdas. Tradução de C. O. Dornelles. Porto Alegre: Artmed, 1998: 167-168.

16. FREUD, S. Inibições, sintomas e ansiedade. In: Edição Standard das Obras Completas de Sigmund Freud (pp.107-201, vol. XX). Rio de Janeiro: Imago, 1976.

17. VALLE, ERM. Câncer infantil: Compreender e agir. Campinas: Editorial Psy, 1997.

Capítulo 7 – Os Desafios do Profissional diante do Paciente com Câncer e seus Familiares: da Teoria à Prática

1. CASTRO, EK, PICCININI, CA. Implicações da doença crônica na infância para as relações familiares: algumas questões teóricas. In: Psicologia Reflexão e Crítica 2002; 15(3):625-635.

2. CASTRO, EK, PICCININI, CA. Implicações da doença crônica na infância para as relações familiares: algumas questões teóricas. In: Psicologia Reflexão e Crítica 2002; 15(3):625-635.

3. SLUZKI, CE. A rede social na prática sistêmica. São Paulo: Casa do Psicólogo, 1997.

4. ONOKO CAMPOS, RO. O encontro trabalhador-usuário na atenção à saúde: Uma contribuição da narrativa psicanalítica ao tema do sujeito na saúde coletiva. In: Ciência & Saúde Coletiva 2005; 10(3):573-583. Disponível em: www.saude.sp.gov.br/resources/humanizacao/.../07_artigo_rosana2.pdf. Acesso em 30/08/2010.

5. ONOKO CAMPOS, RO. O encontro trabalhador-usuário na atenção à saúde: Uma contribuição da narrativa psicanalítica ao tema do sujeito na

saúde coletiva. In: Ciência & Saúde Coletiva 2005; 10(3):573-583. Disponível em: www.saude.sp.gov.br/resources/humanizacao/.../07_artigo_rosana2.pdf. Acesso em 30/08/2010.

6. ONOKO CAMPOS, RO. O encontro trabalhador-usuário na atenção à saúde: Uma contribuição da narrativa psicanalítica ao tema do sujeito na saúde coletiva. In: Ciência & Saúde Coletiva 2005; 10(3):573-583. Disponível em: www.saude.sp.gov.br/resources/humanizacao/.../07_artigo_rosana2.pdf. Acesso em 30/08/2010.

7. XAVIER, AP. Relatório de estagiária curricular. Manuscrito não publicado, 2006.

8. RIOS, DTS, GRAMACHO, PM, MAGALHÃES, AB. Morte em uma pediatria oncológica: Perspectiva daqueles que ficam. Artigo não publicado, 2011.

9. PESSOA, F. Poemas Completos de Alberto Caeiro. Nobel, 2000.

10. ONOKO CAMPOS, RO. O encontro trabalhador-usuário na atenção à saúde: Uma contribuição da narrativa psicanalítica ao tema do sujeito na saúde coletiva. In: Ciência & Saúde Coletiva 2005; 10(3):573-583. Disponível em: www.saude.sp.gov.br/resources/humanizacao/.../07_artigo_rosana2.pdf. Acesso em 30/08/2010.

11. CAMPOS, EP. Suporte social e família. In: Doença e família/Júlio de Mello Filho e Miriam Burd (org.). São Paulo: Casa do Psicólogo, 2010.

12. BADINTER, E. Um amor conquistado: o mito do amor materno. Tradução de Waltensir Dutra. Rio de Janeiro: Nova Fronteira, 1985.

13. ONOKO CAMPOS, RO. O encontro trabalhador-usuário na atenção à saúde: Uma contribuição da narrativa psicanalítica ao tema do sujeito na saúde coletiva. In: Ciência & Saúde Coletiva 2005; 10(3):573-583. Disponível em: www.saude.sp.gov.br/resources/humanizacao/.../07_artigo_rosana2.pdf. Acesso em 30/08/2010.

14. ONOKO CAMPOS, RO. O encontro trabalhador-usuário na atenção à saúde: Uma contribuição da narrativa psicanalítica ao tema do sujeito na saúde coletiva. In: Ciência & Saúde Coletiva 2005; 10(3):573-583. Disponível em: www.saude.sp.gov.br/resources/humanizacao/.../07_artigo_rosana2.pdf. Acesso em 30/08/2010.

Capítulo 8 – Experiência com um Grupo de Enfermagem em um Pediatria Oncológica (Grupo de suporte interdisciplinar)

1. Parte desse escrito faz parte da Monografia de Conclusão de curso de Magalhães, AB. A relação da equipe de saúde em uma Pediatria Oncológica

dentro de um contexto interdisciplinar. Monografia PUC-GO sob a orientação de Patrícia Marinho Gramacho. Material não publicado, 2001.

2. COSTA NETO, SB da. Fatores do processo de tomada de decisão da equipe de saúde numa instituição de tratamento a irradiados por fonte ionizante: um estudo de caso. Dissertação de Mestrado, Universidade de Brasília, Brasília, 1994.

3. COSTA NETO, SB da. Fatores do processo de tomada de decisão da equipe de saúde numa instituição de tratamento a irradiados por fonte ionizante: um estudo de caso. Dissertação de Mestrado, Universidade de Brasília, Brasília, 1994.

4. COSTA NETO, SB da. Fatores do processo de tomada de decisão da equipe de saúde numa instituição de tratamento a irradiados por fonte ionizante: um estudo de caso. Dissertação de Mestrado, Universidade de Brasília, Brasília, 1994.

5. GRAMACHO, PM. Projeto de ampliação da assistência psicológica na Pediatria do Hospital Araújo Jorge. Goiânia, 2000.

6. COSTA NETO, SB da. Fatores do processo de tomada de decisão da equipe de saúde numa instituição de tratamento a irradiados por fonte ionizante: um estudo de caso. Dissertação de Mestrado, Universidade de Brasília, Brasília, 1994.

7. MAGALHÃES, AB, GRAMACHO, PM. A relação da equipe de saúde em uma Pediatria Oncológica dentro de um contexto interdisciplinar. Monografia UCG, 2001.

8. RIBEIRO, JP. Teorias e técnicas psicoterápicas. 2. ed. São Paulo: Martins Fontes, 1986.

Capítulo 9 – Discursos da Criança sobre a Morte (Tempo, esperança e morte – a visão da criança doente)

1. ALVES, R. Sobre a morte e o morrer. Texto publicado no jornal "Folha de São Paulo", Caderno "Sinapse" – 12/10/03. fls 3.

2. GAARDER, J. Através do espelho. Rio de Janeiro: Companhia das Letras, 1998.

3. CASSORLA. In: TORRES, WC. A criança diante da morte: desafios. São Paulo: Casa do Psicólogo,1999.

4. JERUSALINSKY, A. A descoberta do mundo. Artigo da revista Mente & Cérebro 2008; Ano XVI, número 188, pp. 68-73.

5. JERUSALINSKY, A. A descoberta do mundo. Artigo da revista Mente & Cérebro 2008; Ano XVI, número 188, pp. 68-73.
6. FREUD, S. Formulações sobre os dois princípios do funcionamento mental. In: Edição Standard Brasileira das obras psicológicas completas de Sigmund Freud – Vol.XII. (1911).
7. TORRES, WC. A criança diante da morte: desafios. São Paulo: Casa do Psicólogo, 1999.
8. TORRES, WC. A criança diante da morte: desafios. São Paulo: Casa do Psicólogo, 1999.
9. TORRES, WC. A criança diante da morte: desafios. São Paulo: Casa do Psicólogo, 1999.
10. PRADO, MM, GRAMACHO, PM. O analista como integra-dor do discurso da criança em tratamento oncológico. Monografia de conclusão de curso de Psicologia, PUC – GO, não publicado, 2008.
11. TORRES, WC. A criança diante da morte: desafios. São Paulo: Casa do Psicólogo, 1999.
12. RAIMBAULT, G. A criança e a morte: crianças doentes falam da morte: problemas da clínica do luto/Ginette Raimbault: tradução de Roberto Lacerda. Rio de Janeiro: F. Alves Cortes, 1979.
13. TORRES, WC. A criança diante da morte: desafios. São Paulo: Casa do Psicólogo, 1999.
14. PRADO, MM, GRAMACHO, PM. O analista como integra-dor do discurso da criança em tratamento oncológico. Monografia de conclusão de curso de Psicologia, PUC – GO, não publicado, 2008.
15. TORRES, WC. A criança diante da morte: desafios. São Paulo: Casa do Psicólogo, 1999.
16. DOLTO, F. A dificuldade de viver. Porto Alegre: Artes Médicas, 1988.

Capítulo 10 – Pulando de Paraquedas (Sobre a morte de um adolescente)

1. Disponível em: https://ouat.fandom.com/pt-br/wiki/Rumpelstiltskin_(conto_de_fadas).

Capítulo 11: O Luto dos Irmãos

1. O vídeo em que ele canta essa música está disponível em: https://www.youtube.com/watch?v=98coIGo8-8Q

2. NEIMEYER, RA. Retomada de sentido no luto: resumo de um programa de pesquisa. In: Estudos de Psicologial Campinas I 28(4) I 421-426 I outubro-dezembro 2011.

3. Pokémon é a contração de duas palavras em inglês: *pocket*, que significa bolso, e *monster*, que significa monstro. Assim, um pokémon é um "monstro de bolso", uma criatura popular em videogames e desenhos. Fonte:https://www.significados.com.br/pokemon/

4. JUNG, CG. O Homem e seus símbolos. 6. ed. Rio de Janeiro: Editora Nova Fronteira.

Capítulo 12 – Luto em Família
(Experiência com um grupo pós-óbito infantil)

1. Capítulo VIII do livro Dimensões do cuidar em Psico-oncologia Pediátrica: Estudos e pesquisas/Elisa M. Perina, Nely A. Guernelli. S.I.: Editora Livro Pleno, 2006.

2. WINNICOTT, C, SHEPHERD, R, DAVIS, M. Explorações psicanalíticas: D.W. Winnicott. Porto Alegre: Artes Médicas, 1994.

3. Na época da publicação eu estava trabalhando havia cerca de 8 anos nessa ala de Oncologia Pediátrica.

4. BROMBERG, MHPF et al. Vida e morte: Laços da existência. São Paulo: Casa do Psicólogo, 1996.

5. GOMES, IC. O processo psicoterapêutico como mediador da revivência das perdas. Trabalho monográfico, Universidade Católica de Goiás, Goiânia, 1992.

6. WALSH, F, MACGOLDRICK, M. Morte na família: sobrevivendo às perdas. Porto Alegre: Artmed, 1998.

7. WALSH, F, MACGOLDRICK, M. Morte na família: sobrevivendo às perdas. Porto Alegre: Artmed, 1998.

8. PAPP, P. O processo de mudança. Porto Alegre: Artes Médicas, 1998.

9 BOWEN, M. De la familia al indivíduo. Paidós, 1976.

10 DOLTO, F. Como orientar seus filhos. V. 1. 4 ed. Rio de Janeiro: Francisco Alves, 1992.

11 WORDEN, JW. Terapia do luto: um manual para o profissional de saúde mental. Porto Alegre: Artes Médicas, 1998.

12 BOWEN, M. De la familia al indivíduo. Paidós, 1976.

13 PARKESCM. Luto. Estudos sobre a perda na vida adulta. São Paulo: Summus, 1998.

14 WORDEN, JW. Terapia do luto: um manual para o profissional de saúde mental. Porto Alegre: Artes Médicas, 1998.

15. WALSH, F, MACGOLDRICK, M. Morte na família: sobrevivendo às perdas. Porto Alegre: Artmed, 1998.
16. OUTEIRAL, JO. "Rabiscos" sobre as correlações entre a patologia e a técnica na obra de Donald W. Winnicott. Texto (1997).

Capítulo 13 – Relação Terapeuta-Paciente Aplicada à Criança (O atendimento psicológico em Pediatria – uma tentativa de sistematização)

1. Parte deste texto foi escrita inicialmente em parceria com a psicóloga Joana D'Arc Silvério Porto Inácio e nunca publicada. Assim, fiz diversas modificações e acréscimos da minha prática em Oncologia Pediátrica.
2. WINNICOTT, DW. O brincar & a realidade. Rio de Janeiro: Imago, 1975.
3. Função materna: o bebê humano precisa ser investido de um modo libidinal para que sobreviva e se humanize. Tal investimento se dá pelo outro que desempenha o papel de cuidar tanto nos aspectos nutritivos, cuidando do corpo fisiológico, como nos aspectos libidinais, quando exercerá uma função humanizante. Essa função de cuidar só poderá ser desenvolvida por um humano, que pode ser homem ou mulher (WINTER, 2004, citada por BOMTEMPO, 2005).
4. BOMTEMPO, FR, GRAMACHO, PM. Investigação da falha na capacidade de separação em uma equipe interdisciplinar: uma proposta de maternagem. Artigo para conclusão do Curso de Psicologia, Universidade Católica de Goiás, Goiânia. Material não publicado, 2005.
5. POMBO, JM. Pediatria em la história.2004. Acesso em 26/05/2005. Disponível em: zonapediatrica.com/http://www.zonapediatrica.com/mod-htmlpages-display- pid-33.html
6. ARIÈS, P. História social da criança e da família. Trad. Dora Flaksman. 2. ed. Rio de janeiro: Guanabara, 1981.
7. POMBO, JM. Pediatria em la história. 2004. Acesso em 26/05/2005. Disponível em: zonapediatrica.com./http://www.zonapediatrica.com/mod-htmlpages-display- pid-33.html
8. DOLTO, F. A dificuldade de viver. Porto Alegre: Artes Médicas, 1988.
9. SOCIEDADE BRASILEIRA DE PEDIATRIA. História da Sociedade Brasileira de Pediatria. Acesso em 28/04/2005. Disponível em: http://www.sbp.com.br/show-item2cfm/id-categoria=52&iddetalhe=1142&tipo=D).
10. SOCIEDADE BRASILEIRA DE PEDIATRIA. História da Sociedade Brasileira de Pediatria. Acesso em 28/04/2005. Disponível em: http://www.sbp.com.br/show-item2cfm/id-categoria=52&iddetalhe=1142&tipo=D).

11. COPPOLILLO, HP. Psicoterapia psicodinâmica de crianças. Porto Alegre: Artes Médicas, 1990.
12. DOLTO, F. A dificuldade de viver. Porto Alegre: Artes Médicas, 1988.
13. COPPOLILLO, HP. Psicoterapia psicodinâmica de crianças. Porto Alegre: Artes Médicas, 1990.
14. DUTRA, LM., GRAMACHO, PM., MAGALHÃES, AB. A interferência dos aspectos psicossociais sobre a criança em tratamento oncológico. Artigo para conclusão do Curso de Psicologia, PUC, Goiás, Goiânia. Material não publicado, 2015.
15. Alienação parental: transtorno psicológico que se caracteriza por um conjunto de sintomas pelos quais um genitor, denominado cônjuge alienador, transforma a consciência de seus filhos mediante diferentes formas e estratégias de atuação com o objetivo de impedir, obstaculizar ou destruir seus vínculos com o outro genitor, denominado cônjuge alienado, sem que existam motivos reais que justifiquem essa condição (BACCARA, 2014).
16. BACCARA ARAUJO, S.M .[et al.]. Alienação parental: interlocuções entre o direito e a psicologia. Curitiba, PR: Maresfield Gardens, 2014.
17. ANTONELI, CBG; SALATEO, RB; LOPES, A. Tumores de partes moles. In: CAMARGO, B de; LOPES, LF. Pediatria Oncológica: Noções fundamentais para o pediatra. São Paulo: Lemar, 2000.
18. DOLTO, F. A dificuldade de viver. Porto Alegre: Artes Médicas, 1988.
19. GRAMACHO, PM, BACARJI, JEW. Projeção investigada através de desenhos de crianças com câncer. Acta Oncológica Brasileira 2004; 24:649-660.
20. CHIATTONE, HBC. A criança e a hospitalização. In: ANGERAMI-CAMON VA (org.). Psicologia hospitalar: A atuação do psicólogo no contexto hospitalar. São Paulo: Traço Editora, 1984.
21. GONÇALVES, NTG. Ouvindo nossos mestres: Integrando teorias e técnicas. In: PRADO, LC. (org.) Famílias e terapeutas: Construindo caminhos. Porto Alegre: Artes Médicas, 1996.
22. ABERASTURY, A. Psicanálise da criança – teoria e técnica. Porto Alegre: Artes Médicas, 1986.
23. GRAMACHO, PM, BACARJI, JEW. Projeção investigada através de desenhos de crianças com câncer. Acta Oncológica Brasileira 2004; 24:649-660.
24. ABERASTURY, A. Psicanálise da criança – teoria e técnica. Porto Alegre: Artes Médicas, 1986.
25. GRAMACHO, PM, BACARJI, JEW. Projeção investigada através de desenhos de crianças com câncer. Acta Oncológica Brasileira 2004; 24:649-660.
26. COPPOLILLO, HP. Psicoterapia psicodinâmica de crianças. Porto Alegre: Artes Médicas, 1990.

27. COPPOLILLO, HP. Psicoterapia psicodinâmica de crianças. Porto Alegre: Artes Médicas, 1990.
28. ROSA, CDF, GRAMACHO, PM, MAGALHÃES, AB. O lúdico como facilitador em uma sala de quimioterapia em Oncologia Pediátrica. Artigo não publicado PUC–GO, 2011.
29. COPPOLILLO, HP. Psicoterapia psicodinâmica de crianças. Porto Alegre: Artes Médicas, 1990.
30. AJUARIAGUERRA, J de. Psicopatologia infantil, por Julian de Ajuriaguerra e Daniel Marcelli. Trad. de Alceu Edir Filman. Porto Alegre: Artes Médicas; São Paulo, Masson, 1986.
31. AJUARIAGUERRA, J de. Psicopatologia infantil, por Julian de Ajuriaguerra e Daniel Marcelli. Trad. de Alceu Edir Filman. Porto Alegre: Artes Médicas; São Paulo, Masson, 1986.
32. RAIMBAULT, G. A criança e a morte: crianças doentes falam da morte: problemas da clínica do luto/Ginette Raimbault: tradução de Roberto Lacerda. Rio de Janeiro: F. Alves Cortes, 1979.
33. AJUARIAGUERRA, J de. Psicopatologia infantil, por Julian de Ajuriaguerra e Daniel Marcelli. Trad. de Alceu Edir Filman. Porto Alegre: Artes Médicas; São Paulo: Masson, 1986.
34. ANGERAMI, AV. A psicologia hospitalar – A atuação do psicólogo no contexto hospitalar. São Paulo: Traço, 1984.
35. LINDQUIST, I. A criança no hospital. Terapia pelo brinquedo. São Paulo – SP: Editora Página Aberta Ltda., 1993.
36. BOWLBY, J. Apego: A natureza do vínculo. Volume 1 da Trilogia Apego e Perda. São Paulo: Martins Fontes, 1990.
37. BROMBERG, MHPF. A psicoterapia em situações de perdas e luto. Campinas-SP: Editorial Psy, 1994.
38. BROMBERG, MHPF. A psicoterapia em situações de perdas e luto. Campinas – SP: Editorial Psy, 1994.
39. Continência, segundo Bion, é a capacidade da mãe de receber as projeções das ansiedades primitivas do bebê e devolvê-las decodificadas e em pequenas porções, habilitando a pessoa para tolerar o que denomina de "mudanças catastróficas" e discernir entre verdade, falsidade e mentira (BION, 1996, citado por CORDIOLI, 1998).
40. CORDIOLI, AV. Psicoterapias: Abordagens atuais. 2. ed. Porto Alegre: Artes Médicas, 1998.
41. DOLTO, F. A dificuldade de viver. Porto Alegre: Artes Médicas, 1988.
42. RIBEIRO, JP. Teorias e técnicas psicoterápicas. São Paulo: Ed. Vozes, 1988.
43. DOLTO, F. A dificuldade de viver. Porto Alegre: Artes Médicas, 1988.

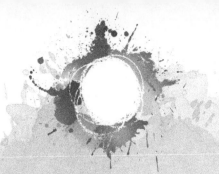

Índice Remissivo

A

A bela adormecida, 24
A calcinha da pata, 28
A girafa que comeu capim, 33
A história do papagaio, 30
A montanha, 70
A psicanálise nos contos de fadas, 22
Aberastury, Arminda, 156
Ajuriaguerra, Julian de, 161
Amizade, 33
Amputação, 47
Ansiedade, 166
Antecipação da perda, 76
Arendt, Hannah, 13
Ariès, Philippe, 149
Arte e disciplina no atendimento infantil, 171
Atendimento psicológico em pediatria, 151
Atitude interrogatória, 158
Atividades em sala de espera, 72
Auxílio às famílias com perdas antecipadas, 75
Avaliação psicológica em pediatria, 168

B

Barthes, Roland, 13
Bettelheim, Bruno, 22, 172
Bowen, Murray, 122
Bowlby, John, 165
Branca de Neve, 22

C

Campbell, Joseph, 32
Campos, Onoko, 83, 86
Carinho, 94
Castração humanizante, 57
Chapeuzinho Vermelho, 22
Cinderela, 23
Companhia, 33
Comportamento de alarme, 59
Comunicação, 88, 92, 94
Conflitos, 92
Constância, 94
Conto de fadas, 12
Coppolillo, H, 157
Cuidado, 94
Culpa, 144

D

Demarcação, 168
Desenhos, 40, 42, 44
– de casas, árvores e pessoas
(*House, Tree, Person*), 40, 49
– infantis, 156
Desfiguramento, 31
Despessoalização, 17
Dinâmica familiar e morte, 143
Dinesen, Isak, 13
Discursos da criança sobre a
morte, 97
Doença crônica, 81
Dolto, Françoise, 49, 122, 169

E

Eixo
– horizontal, 20
– vertical, 21
Elaboração de uma preocupação, 54
Empatia, 158, 159
Enfermagem em um setor de pediatria
oncológica, 87, 93
Enfrentamento do luto, 144
Ensino da pediatria no Brasil, 150
Equipe de saúde, 89
Escala de percepção
interprofissional, 91
Esperança, 97
Esquema corporal, 57
Expressão da dor, 81
Externalização, 168

F

Família, 82
Fantasias de perseguição, 31
Fé, 104
Fenômenos transicionais, 29
Ficção, 14
Freire, Madalena, 26
Freud, Sigmund, 80, 101

G

Grupo de enfermagem, 93

H

Halbwacks, Maurice, 14, 15, 16, 18
História da pediatria, 148
Historiadores, 14
Historicização, 18
Hospitalização, 17, 18

I

Ideias relacionadas ao câncer, 79
Imagem inconsciente do corpo, 57
Intuição sensível, 15, 16

J

João e o Pé de Feijão, 23

L

Lembrança, 16
Literatura infantil, 12, 19
Luto, 59
– após a perda de um membro, 59
– dos irmãos, 113
– em família, 119
– por amputação, 47

M

Maravilhamento, 21
Mecanismos de defesa, 92
Medo do abandono, 30
Memória
– coletiva, 15
– histórica, 15
Metáforas, 54
Morgenstern, Sophie, 156
Morte, 97, 99, 103, 106
– de um adolescente, 109

O

O leão que come gente, 31
O sapo, 31
Os três patinhos que caíram dentro do potinho e nunca mais saíram, 29

P

Paciente, 82
Pediatria oncológica, 88
Perda interna do *self*, 57
Polegarzinha, 23
Preocupação materna primária, 66
Preparo psicológico em situações cirúrgicas, 37
Psicanálise aplicada, 13
Psicoterapia dinâmica, 157

R

Raimbault, G, 103, 162
Raiva, 28
Rapunzel, 24
Reação
– de pesar, 60
– traumática, 59, 60
Relação
– equipe de saúde/família, 86
– terapeuta-paciente aplicada à criança, 147

Relacionamento conjugal, 143
Remorso, 131
Reorganização, 168
Rituais de despedida e separação, 104
Roteiro de atendimento para os casos de amputação, 62

S

Sala de espera, 71
Serviços de saúde, 82
Sistema relacional familiar "fechado" e "aberto", 122
Suporte interdisciplinar, 93

T

Técnica(s)
– de associação livre, 27
– de atendimento à criança hospitalizada, 155
Tempo, 97
Tieta, 32
Trabalho interdisciplinar, 88
Trauma, 17
Tumor cerebral, 65

W

White, Hayden, 14
Worden, J. William, 122